DE LA

LITHOTRITIE RAPIDE

PAR

LE Dr RELIQUET

Lauréat de l'Institut
Ancien interne des hôpitaux de Paris.
Vice-président de la société de médecine de Paris
etc. etc.

PARIS
ADRIEN DELAHAYE ET ÉMILE LECROSNIER, ÉDITEURS
PLACE DE L'ÉCOLE-DE-MÉDECINE
1882

DE LA

LITHOTRITIE RAPIDE

TRAVAUX DE L'AUTEUR

De l'uréthrotomie interne. — 1865.

Irrigation de l'urèthre et de la vessie. Brochure. — 1866.

Traité des opérations des voies urinaires. 1 vol. in-8° de 820 pages. 191 figures dans le texte. (*Ouvrage couronné par l'Académie de médecine.*) — 1871.

Sur la lithotritie, à propos du brise-pierre et de l'appareil pour la lithotritie de l'auteur. Brochure. — 1872.

Calcul vésical; contracture de la vessie sur la pierre; action comparée des courants électriques continus et de l'anesthésie chloroformique sur cette contracture de la vessie; taille médiane. Brochure. — 1872.

Uréthrotomie externe sans conducteur. Brochure. — 1873.

Moyens propres à détacher les concrétions calcaires adhérentes aux parois de la vessie. Brochure. — 1873.

Oblitération du canal éjaculateur. Colique spermatique. Brochure. — 1874.

Dilatation brusque de l'urèthre d'une femme âgée, avec chloroforme, pour extraire une pierre volumineuse. Brochure. — 1876.

Faits de phlegmons périvésicaux. Brochure. — 1878.

Hémorrhagies chirurgicales des voies urinaires. Brochure. — 1878.

Leçons sur les maladies des voies urinaires. (MICTION. — SPASMES DE L'URÈTHRE ET DE LA VESSIE. — ACTION DU CHLOROFORME SUR L'URÈTHRE ET LA VESSIE. (*Travail couronné par l'Académie des sciences*. Prix Godard, 1878).

Lithotritie et taille; trois pierres volumineuses; corps fibreux de la prostate. Brochure. — 1879.

Coliques spermatiques. Brochure. — 1880.

PARIS. — IMPRIMERIE ÉMILE MARTINET, RUE MIGNON, 2.

DE LA

LITHOTRITIE RAPIDE

PAR

LE DR RELIQUET

Lauréat de l'Institut
Ancien interne des hôpitaux de Paris.
Vice-président de la société de médecine de Paris
etc. etc.

PARIS
ADRIEN DELAHAYE ET ÉMILE LECROSNIER, ÉDITEURS
PLACE DE L'ÉCOLE-DE-MÉDECINE
1882

DE LA
LITHOTRITIE RAPIDE

Par ce titre, j'entends de la lithotritie faite dans le temps le plus court possible, grâce à mes instruments, mon appareil et mon brise-pierre, et aux manœuvres faites. — Souvent elle est par cela même en une seule séance; mais jamais elle ne doit être forcément en une seule séance.

Depuis quelques années, sur l'initiative du Dr Bigelow, on veut la lithotritie en une seule séance.

D'après ce qui a été publié sur cette question, je crois que les promoteurs de cette méthode ne tiennent pas un compte suffisant de l'état du malade. En généralisant l'application des séances longues, ils s'exposent à des insuccès que, par des séances plus courtes et partant moins irritantes, ils éviteraient.

On a bien vite dit : « il faut que les reins soient sains. » Mais les calculeux sont justement dans les conditions les plus favorables à la production de cet état pathologique indolent du rein, capable de donner brusquement ce que l'on a appelé rein chirurgical, sous l'influence soit des manœuvres chirurgicales, soit du froid, ou de toute autre cause.

Diré, après la lithotritie en une seule longue séance, « un rein ou les reins étaient à l'état de reins chirurgicaux, l'issue fatale était inévitable », ne me paraît pas juste, car, si l'on avait employé une méthode moins irritante, on aurait pu, dans beaucoup de ces cas, avoir un succès.

Je ne crois pas qu'il soit possible du jour au lendemain, simplement parce que le sujet à lithotritier est anesthésié, de faire table rase de ce que nous a laissé la tradition sur la lithotritie. Au début, lorsque Civiale faisait ses premières opérations avec la pince à trois branches et l'archet, qui agissait sur la tige centrale, il cherchait aussi à tout enlever en une séance. Il a été assez heureux dans ses premières opérations, pour trouver des sujets qui ont pu supporter sans accidents les manœuvres longues et douloureuses qu'il exécutait, et sans l'anesthésie qui n'était pas connue. Mais nous le voyons bientôt, les revers se succédant après les premiers succès, suivre une pratique tout autre. Avec lui tous les spécialistes si considérables, les Leroy d'Étiolles, les Mercier, les Ségalas, même le baron Heurteloup qui broyait beaucoup plus dans le même temps que ses contemporains, en raison de son instrumentation, ne conseillent pas la longue séance.

Par l'anesthésie, on fait disparaître un certain nombre des causes de l'excitation vésico-uréthrale, mais non toutes, ainsi que je l'ai démontré dans mon étude de l'*action du chloroforme sur l'urèthre et la vessie*[1].

1. Reliquet, *Leçons sur les maladies des voies urinaires*, p. 131. 1878.

Les partisans de la lithotritie en une longue séance paraissent ne pas savoir ce que vaut l'évacuation des graviers par les injections faites dans la sonde dite évacuatrice. Ils ont trop cru les promoteurs de la lithotritie à courte séance avec les brise-pierres à mors plats, qui disaient bien haut : « pas d'injections évacuatrices, les graviers sont rendus facilement par les voies naturelles », et, d'un bond, ils sont arrivés à conseiller l'évacuation aspiratrice dans tous les cas.

Pour les convaincre de l'utilité et de la supériorité des injections évacuatrices sur l'aspiration dans le plus grand nombre des cas, il me suffirait de les renvoyer au chapitre consacré à ce sujet dans mon *Traité des opérations des voies urinaires*.

Depuis que j'ai commencé la pratique des opérations des voies urinaires, j'ai été constamment préoccupé de rendre la lithotritie plus rapide, de débarrasser, dans le moins de temps possible, la vessie des pierres qu'elle contient, et de mettre l'opéré à l'abri de l'intoxication urineuse par l'emploi des désinfectants, agissant sur les liquides et les parois de la vessie et sur ceux de l'urèthre[1].

Pour arriver à ce but, j'ai cherché : 1° A rendre plus simples pour l'opérateur, et moins irritantes pour la vessie, les manœuvres de préhension de la pierre ou de ses fragments ;

2° A broyer le plus possible de pierre, à rendre chaque prise plus productive, en me servant des instruments qui cassent et broient le plus, dans le temps le plus court ; qui exposent le moins aux accidents opéra-

1. Voyez dans mon *Traité des opérations des voies urinaires* le chapitre INTOXICATION URINEUSE, et celui consacré à la lithotritie.

toires dus à l'insuffisance de puissance ou à l'engorgement par les graviers.

3° J'ai toujours fait l'évacuation des graviers aussitôt le broiement, et cela aussi complètement que possible, soit par la sonde évacuatrice au moyen des injections que j'ai décrites, soit avec l'instrument de Clover ou ses dérivés, quand la vessie ne se contracte pas ou se contracte incomplètement.

4° J'ai toujours fait, en terminant l'évacuation des graviers, des injections dans la vessie avec de l'eau phéniquée au millième, qui agit en désinfectant le milieu liquide, et en cautérisant légèrement les points de la paroi vésicale dont l'épithélium a pu être enlevé.

Sans renoncer à ces injections d'eau phéniquée, maintenant, toutes les injections que je fais dans la vessie pendant la lithotritie sont faites avec une solution d'acide borique à 35 pour 1000, eau boriquée.

Avec ces moyens, il m'est arrivé nombre de fois, sans accident, de broyer une pierre de 2 centimètres de diamètre dans une courte séance de broiement de moins de cinq minutes, et d'en faire immédiatement très vite l'évacuation complète des graviers, sans chloroforme. Je n'entends pas dire par cela que je n'ai jamais donné le chloroforme, et que je nie son action utile dans la lithotritie, lorsque la vessie ne porte pas en elle-même la cause de son état de contracture. Du reste, je reviendrai sur ce sujet dans ce travail.

Actuellement je vais étudier le mécanisme de la lithotritie avec mes instruments. J'aurai ensuite à voir comment on doit tenir compte des conditions inhérentes à chaque malade, dans la pratique de ces manœuvres.

Manœuvres de préhension.

Lorsque l'instrument lithotriteur est conduit dans la vessie, l'urèthre qu'il occupe lui donne une inclinaison variable, dans le plan médian, selon le degré d'élévation du col vésical, ou dans un plan oblique latéral s'il y a une déviation de ce canal due à un développement irrégulier d'un des lobes de la prostate, ou un arrêt de développement d'un des côtés du sujet. Afin de produire le moins d'irritation possible sur l'urèthre et surtout sur le col vésical, j'ai depuis longtemps posé ce principe ; on ne doit imprimer au lithotribe qui occupe l'urèthre que deux mouvements : 1° celui de va-et-vient direct sans inclinaison totale à droite ou à gauche : ce mouvement est limité en arrière par le contact du dos du bec avec la paroi postérieure de la vessie et en avant lorsque la face antérieure du bec touche le col; 2° celui de rotation sur lui-même : par ce mouvement le bec est incliné à droite ou à gauche, ou même dirigé en bas, s'il n'est pas arrêté dans sa rotation par la paroi vésicale.

Le point de la vessie que touche le bec dans le mouvement direct d'introduction, est celui où la pierre doit être prise. Pour cela il faut que ce point de la paroi vésicale en soit en même temps le *point le plus déclive*.

Je réalise ces conditions avec mon appareil pour la lithotritie. Heurteloup, avant moi, a résolu ce problème, mais avec un lit massif, volumineux, non transportable. Mon appareil, par son poids, son petit volume qui me permet de le mettre devant moi dans la voiture, et par sa disposition qui lui permet d'être mis sur tous les lits, constitue un progrès réel. Du reste, depuis 1871 je m'en sers pour tous les examens de vessie et toutes les lithotrities, le malade chloroformisé ou non et quel que soit son poids.

Voici la note que j'ai lue devant l'Académie de médecine le 26 septembre 1871 :

Appareil pour la lithotritie. — Dans mon livre *Des opérations des voies urinaires*, pages 465 et suivantes, j'étudie la position que l'on doit donner au sujet pendant la séance de lithotritie. Je dis : « La position doit être telle, que la pierre occupe le point postérieur de la paroi vésicale où touche le talon du lithotribe dans le mouvement direct de va-et-vient de cet instrument dans l'urèthre. » Autrement dit : « Le point le plus déclive de la vessie doit être celui que le talon du lithotribe touche dans ce mouvement simple de va-et-vient. »

Pour arriver à remplir cette indication, il faut d'abord coucher le sujet, son siège mis sur une surface dure et fixe, pour éviter le mouvement de retrait du bassin ; puis dès que la lèvre inférieure du col vésical est plus élevée que le trigone, ce qui existe toutes les fois que la prostate est un peu développée, on incline le tronc en arrière en plaçant sous le siège un coussin plus ou moins gros, jusqu'à ce que le bec du lithotribe tombe sur la pierre. De là l'examen antérieur à l'opération, nécessaire pour fixer la hauteur du coussin et par conséquent le degré d'inclinaison à donner au tronc.

Mais, pour que cette position ainsi déterminée soit toujours exactement celle que l'on doit donner, il faut que la vessie soit toujours également dilatée, à toutes les séances de lithotritie faites chez le même sujet.

Or souvent, malgré toutes les précautions prises, en faisant l'injection pour introduire la quantité de liquide que la vessie supporte ordinairement, il arrive que celle-ci, un peu irritée, en retient moins, ou que, pendant les manœuvres de broiement, elle en chasse par-dessus l'instrument. Alors la cavité vésicale n'est plus la même, et son point le plus déclive se déplace par rapport au bec de l'instrument. De là des difficultés pour saisir la pierre ou les fragments; de là des séances peu productives. Car on ne peut pas varier (augmenter ou diminuer) instantanément l'élévation du siège en changeant le coussin, le lithotribe étant dans la vessie.

L'appareil pour la lithotritie que je présente à l'Académie remplit cette indication opératoire : *Élever ou abaisser le siège, le lithotribe étant dans la vessie.*

En raison de dispositions toutes particulières, il arrive que l'élévation du siège ne suffit pas pour faire que *le talon du lithotribe touche le point le plus déclive de la vessie.* Alors ce point le plus déclive est sur le côté. Pour le ramener vers le point de la vessie que touche l'instrument, on est obligé, au moyen des coussins, de mettre le bassin dans une position oblique. Pour remplir cette indication avec mon appareil, j'ai ajouté à son mécanisme d'élévation et d'abaissement un second mécanisme qui permet d'incliner latéralement, à droite ou à gauche, le bassin du sujet, et cela à tous les degrés d'élévation. Cette inclinaison latérale, qui peut être courte et brusque, produit une secousse du bassin qui est très utile ; car par elle on déplace facilement les fragments qui sont retenus par une colonne vésicale, ou qui, posés sur leur surface plane, ne tombent pas au point déclive de la vessie occupé par le bec femelle du lithotribe.

Ce mouvement d'inclinaison latérale et celui d'élévation sont imprimés au sujet par le chirurgien qui, tenant avec la main droite le lithotribe, agit avec la main gauche sur la vis d'élévation ou sur la vis d'inclinaison, selon les indications qui se présentent.

Cet appareil, fait par M. Collin, présente une large base plane, qui, mise sur le lit, fait cesser l'enfoncement dans

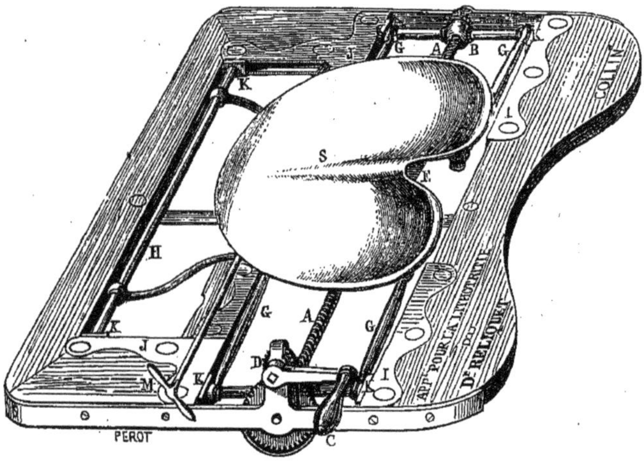

Fig. 1. — Appareil pour la lithotritie, le siège étant abaissé.

les matelas dû au poids, et constitue une large surface d'appui (fig. 1 et 2).

Le mécanisme d'élévation (fig. 1 et 2) se compose d'une vis A dont les deux pas sont en sens opposés de chaque côté du centre F, qui est dans un coussinet. Le mouvement est imprimé à cette double vis par la manivelle C au moyen de l'engrenage D.

Sur les deux pas de vis se meuvent les pièces B B, qui,

selon qu'on tourne la manivelle C à droite ou à gauche, se rapprochent du centre F ou s'en éloignent. Ces pièces B B s'articulent près de leurs extrémités, qui glissent sur les patins K dans les coulisses I, avec les leviers G. A mesure que les pièces B se rapprochent du centre F, les leviers G s'élèvent soutenant la tablette E aux quatre coins de laquelle s'articulent les quatre leviers G (fig. 2).

Naturellement, quand les pièces B B s'éloignent du

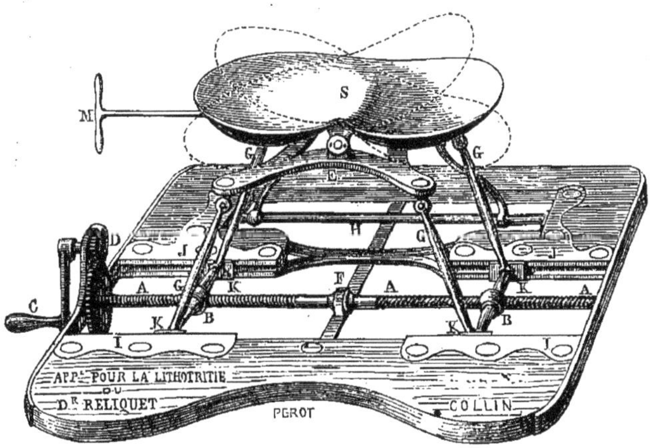

Fig. 2. — Appareil pour la lithotritie, le siège étant élevé. — Les pointillés indiquent les inclinaisons latérales possibles du siège.

centre F, les leviers G s'abaissent comme dans la figure 1.

Pour que ces mouvements d'élévation et d'abaissement soient bien réguliers et fixes, aux deux angles du bord postérieur de la tablette sont articulées les deux branches d'un régulateur H (fig. 1) dont les extrémités glissent sur patins dans des coulisses.

Sur la tablette E est le siège S qui peut s'incliner latéralement autour de l'axe central. Pour lui imprimer ces mouvements d'inclinaison latérale que les pointillés indiquent (fig. 2), en arrière est une noix qui est manœuvrée grâce à la tige et à la poignée M.

Ainsi, en agissant sur la manivelle C, on élève ou abaisse le bassin, on incline plus ou moins le tronc en arrière. En agissant sur la poignée M, on incline à droite ou à gauche le bassin.

Or, lorsque le sujet est sur ce siège (fig. 3), le tronc incliné en arrière, les épaules et la tête sur les oreillers, le lithotribe introduit dans la vessie, l'opérateur tenant

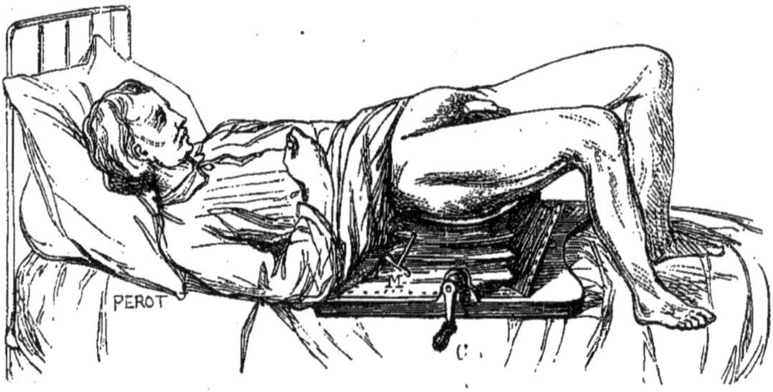

Fig. 3. — Sujet à opérer sur l'appareil pour la lithotritie.

cet instrument avec la main droite, a juste à la portée de sa main gauche la manivelle C et la poignée M.

Ainsi le chirurgien peut pendant la séance, selon l'indication opératoire qu'il rencontre, modifier soit l'élévation du siège, soit l'inclinaison latérale du bassin. Et cela instantanément et d'une façon vive ou lente, selon les cas. Enfin le mécanisme d'élévation et celui d'inclinaison sont tels, que, quelle que soit la position donnée, celle-ci reste fixe.

Cet appareil pour la lithotritie a les avantages d'être portatif et de pouvoir être mis sur tous les lits; de là son usage facile

En résumé, cet appareil rend plus facile et plus sûre la préhension de la pierre, et, par conséquent, rend la séance de lithotritie plus productive.

Le malade étant sur cet appareil est déplacé (selon la volonté du chirurgien) sans en éprouver la moindre gêne, si ce n'est celle d'avoir le tronc plus ou moins incliné en arrière ou latéralement. La possibilité d'incliner latéralement le sujet, en le maintenant au degré d'inclinaison voulu, m'a permis d'opérer, sans difficulté, avec mon brise-pierre, des sujets dont l'urèthre déviait fortement le lithotribe à droite ou à gauche. Deux d'entre eux présentaient un développement incomplet d'un membre inférieur et de la moitié du bassin correspondant. Chez ces derniers, la vessie était déviée en totalité du côté le plus développé, et pour ramener la pierre vers l'instrument j'ai dû les incliner fortement du côté atrophié.

Pour prendre la pierre avec le lithotribe, le malade étant sur mon appareil, on commence par porter le bec de l'instrument contre la paroi vésicale; si l'on y touche la pierre, on est au point le plus déclive; si non, avec la main gauche on agit sur la manivelle C (fig. 3), le bassin du sujet s'élève de plus en plus en augmentant d'autant l'inclinaison du tronc en arrière. A un moment on sent la pierre contre un des bords du bec, le plus souvent du côté droit du malade, quelquefois la pierre tombe sur le bec. Ainsi est réalisée la donnée opératoire: *le lithotribe touche le point le plus déclive de la vessie.*

On n'a plus qu'à faire la première manœuvre de

préhension que j'ai décrite page 468 de mon *Traité des opérations des voies urinaires.* — L'instrument étant dans la vessie, le bec près du col et dirigé en haut, on tient fixe la branche mâle maintenant la concavité de son mors

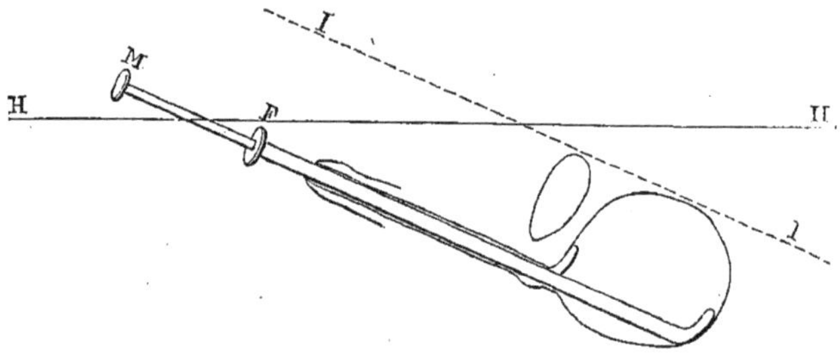

Fig. 4. — Premier temps de la première manœuvre. — Le lithotribe ouvert dans la vessie. — Bec femelle au point le plus déclive de la vessie; bec mâle près du col. — H H, ligne horizontale; I I, ligne de l'inclinaison donnée au sujet.

près du col vésical, et l'on pousse la branche femelle dont le talon va s'appliquer contre la paroi vésicale (fig. 4). On déprime légèrement la paroi vésicale avec le talon, par

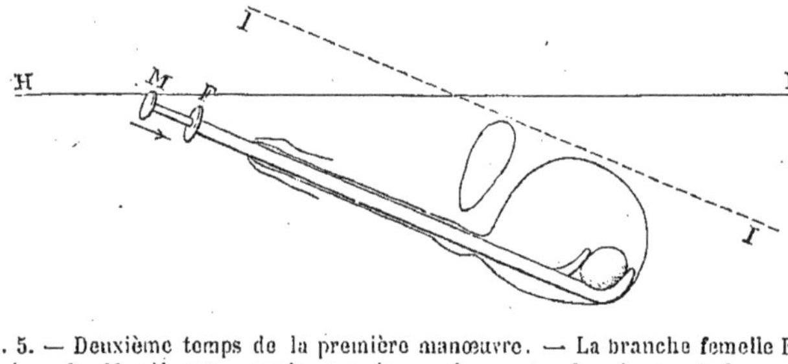

Fig. 5. — Deuxième temps de la première manœuvre. — La branche femelle F fixe, la branche M mâle est poussée, son bec arrive contre la pierre et la comprime contre le bec femelle. — H H, ligne horizontale; I I, ligne d'inclinaison.

un léger mouvement d'élévation de l'extrémité externe de l'instrument, cette dépression fait tomber la pierre dans la concavité de la branche femelle.

Alors, maintenant cette branche femelle fixe, pour ne pas

déplacer le calcul, on ferme l'instrument en poussant la branche mâle M, dont le bec vient comprimer la pierre contre celui de la branche femelle (fig. 5).

Dans cette manœuvre, les becs restent toujours dirigés en haut et la pierre est prise sans qu'on ait cherché à la sentir.

Dans la séance de broiement, le malade étant sur mon appareil, le point déclive de la vessie étant le même que celui touché par l'instrument, il suffit de répéter cette manœuvre, et à chaque fois on saisit les fragments. Après plusieurs prises suivies de broiement, souvent on ne saisit plus que des petits fragments. Les gros morceaux ayant leur face plane appliquée sur la vessie, peuvent rester de chaque côté de l'instrument malgré la dépression faite avec le bec femelle. Alors, tenant le brise-pierre ouvert, son bec femelle contre la paroi postérieure de la vessie, avec la main gauche on imprime une secousse au sujet en touchant brusquement sa crête iliaque, ou mieux on saisit la poignée M (fig. 3) et brusquement on incline à droite et à gauche le siège de l'appareil et par cela même le bassin du sujet. Que de fois j'ai senti tomber les gros fragments dans le bec femelle de mon brise-pierre en faisant cette manœuvre, que l'on répète tant qu'il tombe des fragments dans le brise-pierre.

Il est bien rare que j'aie recours aux autres manœuvres de préhension de la pierre que j'ai décrites dans mon *Traité des opérations des voies urinaires*, il faut qu'il y ait des colonnes vésicales, ou que la pierre et les fragments étant très plats ne se déplacent pas facilement.

Alors je fais la seconde ou la troisième manœuvre. Dans la seconde, l'instrument étant fermé, on cherche la pierre, comme dans l'exploration de la vessie avec la sonde coudée. Le bec étant contre la pierre (fig. 6), on reconnaît la position : si la pierre est à droite ou à gauche de l'instrument. Par le mouvement simple de rotation on incline le bec du côté opposé à la pierre. Là, en maintenant fixe la branche femelle, on ouvre en tirant sur la branche mâle (fig. 7).

Puis on ramène le bec de la branche femelle dans sa position primitive en rapport immédiat avec le calcul, on déprime la paroivésicale avec le talon, la pierre tombe

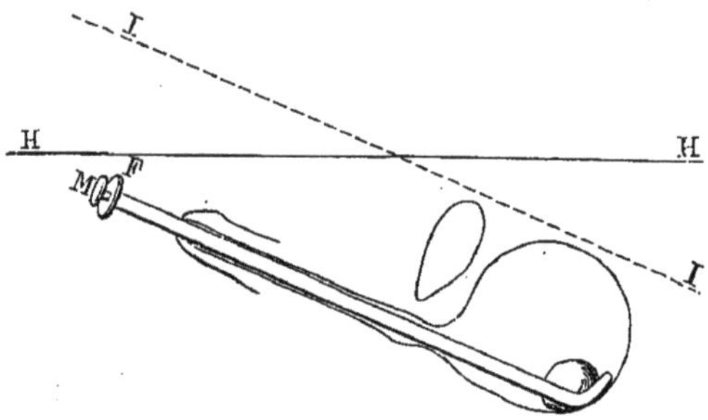

Fig. 6 — Premier temps de la seconde manœuvre. — Bec fermé contre la pierre.

dansle bec femelle, et l'on ferme en tenant fixela branche femelle eten poussant la branche mâle (fig. 5).

Dans la troisième manœuvre, au lieu de terminer en déprimant la paroi vésicale, tout près du calcul avec le talon du bec femelle, ce bec étant ramené contre la paroi vésicale tout près du calcul, on l'incline de façon à le passer entre le calcul et la vessie, et l'on ferme en le tenant fixe dans son inclinaison latérale et en poussant la branche mâle (fig. 8).

Les trois autres manœuvres de préhension de lapierre que j'ai décrites dans mon *Traité des opérations des voies urinaires* sont destinées à des conditions spéciales. La quatrième consiste à prendre un gravier ou un petit calcul fixé au pourtour du col de la vessie. La cinquième consiste à prendre la pierre, le bec du brise-pierre étant retourné en bas, lorsque, en raison de la disposition de la vessie, il est impossible d'amener la pierre

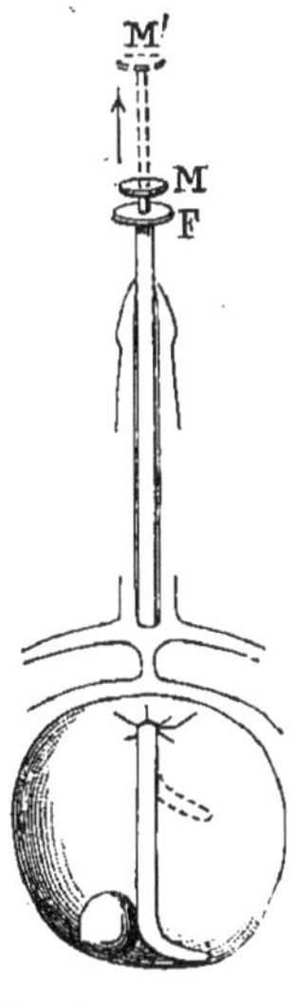

Fig. 7. — Deuxième temps de la seconde manœuvre. — Bec tourné du côté opposé à la pierre, et ouvert là en attirant la branche mâle M M', tout en maintenant fixe la branche femelle, qui reste au niveau de la pierre.

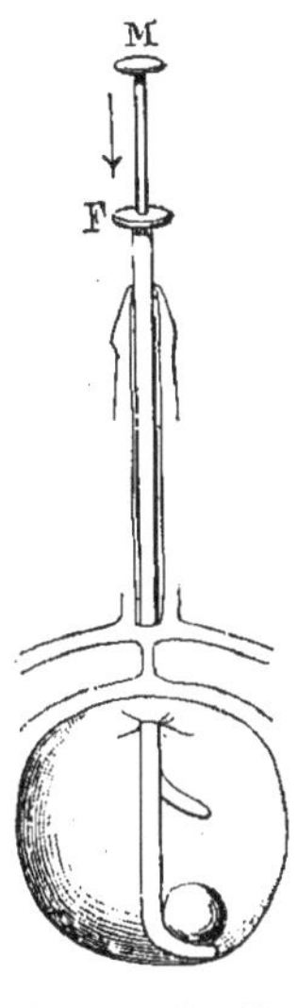

Fig. 8. — Bec femelle comprimant la paroi vésicale et passant derrière la pierre.

contre le bec du lithotribe, quelle que soit la position donnée au sujet. Enfin la sixième consiste à saisir une grosse pierre occupant toute la cavité vésicale.

Ces trois dernières manœuvres assez complexes ne doivent être faites qu'avec des instruments à mors plats n'ayant qu'une action broyante très faible, et ne sont point faites dans la lithotritie rapide. Quand elles sont nécessaires, le mode opératoire dont nous nous occupons n'est pas indiqué.

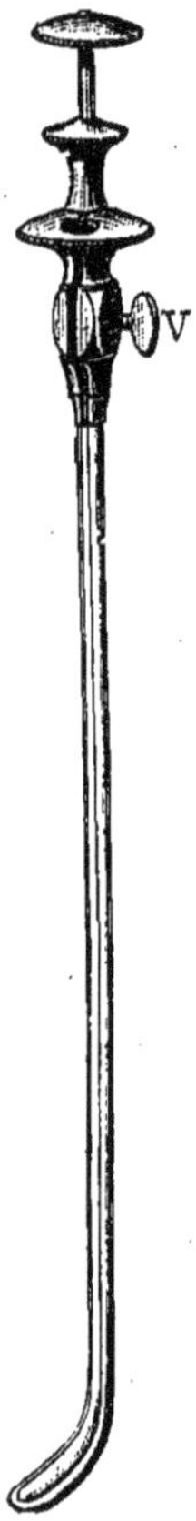

Fig. 9.

Ainsi, grâce à mon appareil pour la lithotritie, les contacts des becs avec la vessie sont très diminués, et leurs frottements sur la muqueuse vésicale sont le plus souvent inutiles, car il est exceptionnel que je sois obligé de faire la troisième manœuvre, où le frottement contre la paroi vésicale consiste seulement à passer le bec femelle derrière la pierre ou le fragment. Toujours les becs de l'instrument sont dirigés en haut, c'est-à-dire vers l'aire de la cavité vésicale. Il n'y a que le talon et le dos du bec femelle qui touchent la vessie.

Avant de parler du broiement, il m'est impossible de ne pas dire un mot de l'utilité de mon appareil dans la recherche des pierres mobiles dans la vessie, si petites qu'elles soient. Depuis 1871, je fais tous mes examens, le malade étant sur mon appareil, avec mon brise-pierre explorateur (fig. 9). Je répète dans la vessie la première manœuvre de préhension que je viens de décrire, à tous

1. Brise-pierre explorateur (fig. 9 et 10). D'un calibre faible, son bec allongé passe facilement dans l'urèthre. Avec la vis V, l'instrument étant fermé (fig. 9), on fixe par compression la tige mâle dans la femelle; ainsi on évite les erreurs dues au loquetage des branches l'une sur l'autre, lorsqu'on se sert de cet instrument comme d'une simple

les degrés d'élévations et d'inclinaisons latérales que je donne au sujet, en imprimant le mouvement brusque de double latéralité, pour faire tomber le corps étranger dans le bec femelle de ce petit brise-pierre, qui déprime par son dos lisse la paroi vésicale.

Il m'est arrivé bien des fois de trouver ainsi, et d'extraire tout de suite, des grains d'urates, ou des agglomérats de phosphate, trop petits pour donner une sensation de frottement ou de choc à la sonde exploratrice ordinaire, et cependant suffisants pour irriter la vessie et provoquer des phénomènes douloureux. Si l'on trouve une pierre, on peut tout de suite, en la mesurant avec ce petit brise-pierre, prendre une idée de son volume. En la tenant saisie dans l'instrument, si l'on choque contre d'autres calcaires, on a la certitude qu'il y a au moins deux pierres. Il m'est arrivé de diagnostiquer ainsi la présence d'au moins trois pierres. L'instrument tenant une pierre, en le portant directement en arrière contre la paroi vésicale on sentait choc et frottement à droite et à gauche. Cet examen ne permet de

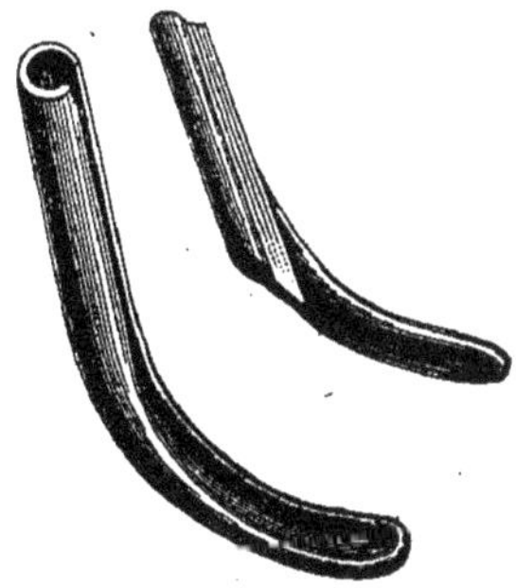

Fig. 10. — Bec du brise-pierre explorateur. — Grandeur réelle.

sonde exploratrice. Le bec femelle (fig. 10) présente sur tout son pourtour un bourrelet mousse qui rend son contact avec la vessie peu irritant. Le bec mâle (fig. 10) a ses bords mousses et arrondis, de façon à pouvoir glisser sur la paroi vésicale sans l'irriter. Grâce au bourrelet mousse du bec femelle et aux bords arrondis de bec mâle, on peut avec cet instrument prendre directement sur les parois de la vessie des corps étrangers petits sans pincer la muqueuse.

reconnaître que les corps étrangers mobiles et plus lourds que l'eau ou l'urine. Quand il s'agit d'examiner la paroi vésicale, il faut se servir du brise-pierre fermé comme d'une sonde et des sondes exploratrices, comme je l'ai conseillé dans mon *Traité des opérations des voies urinaires*, page 408.

Broiement.

La pierre saisie est maintenue fixée entre les mors par la main gauche, dont les quatre doigts et la paume entourent la branche femelle, et dont le pouce appliqué sur la virole externe de la branche mâle, en comprime

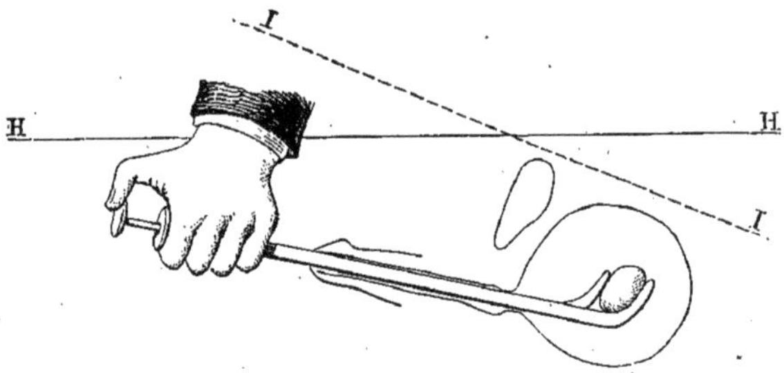

Fig. 11.

le bec contre la pierre (fig. 11). On attire légèrement le lithotriteur au dehors, pour en éloigner le bec femelle de la paroi vésicale. On imprime un léger mouvement de rotation à l'instrument. Ainsi on a la certitude que l'on n'a pas pincé la vessie.

Pour celui qui a l'habitude de la lithotritie, dès que le dos du bec femelle quitte la paroi vésicale, il y a immédiatement une sensation très nette de liberté de l'instrument, qui donne la certitude que la vessie n'est pas prise.

Alors on procède au broiement.

Dès mes débuts dans la pratique chirurgicale, j'ai été préoccupé d'éviter les accidents opératoires dus aux instruments. Tout de suite j'ai mis le bec plat de côté, le réservant pour les explorations, pour prendre de petits graviers, de petits agglomérats de phosphate. Mais je renonçai immédiatement à m'en servir pour faire plusieurs prises consécutives. Parce qu'il s'engorge, qu'une fois chargé de calcaire il n'agit plus aux prises suivantes qu'en ramassant les poussières ou les petits fragments pour les entasser sur son bec femelle; parce que les becs une fois écartés par cette masse de calcaire comprimé, on est exposé à ne pas pouvoir les retirer par l'urèthre. Ces becs ainsi engorgés sont arrêtés surtout à la partie moyenne de la verge. Ils produisent en ce point des déchirures, souvent très graves par les accidents généraux immédiats. Quand le malade les évite ou s'en guérit, il se produit des rétrécissements cicatriciels toujours très graves, ainsi que j'en ai observé plusieurs dus à cette unique cause.

Les derniers partisans des becs plats, pour en éviter l'engorgement, après chaque prise, surveillent l'écartement des becs, et dès qu'ils le jugent bon, ils retirent leur instrument avec la quantité de calcaire qu'il tient. Quelle que soit leur habileté, ils s'exposent à déchirer l'urèthre avec un gravier anguleux qui dépasse le bord de l'instrument; puis ils nettoient leurs becs ou prennent un second instrument pour l'introduire dans la vessie.

Ainsi, ils font successivement des introductions du lithotribe vide et des sorties du lithotribe plein. Ceux qui, avec ces instruments à bec plat, font des séances de broiement prolongées avec chloroforme, doivent arriver à un grand nombre de va-et-vient dans l'urèthre, que, quelle que soit l'habileté de l'opérateur, on doit éviter.

En 1871[1], parlant de l'extraction des graviers engagés dans les yeux de la sonde évacuatrice, au moyen des injections continues et abondantes d'eau dans la sonde pendant qu'elle passe dans l'urèthre, j'ai dit : « Cette possibilité d'extraire les graviers permet de se servir à toutes

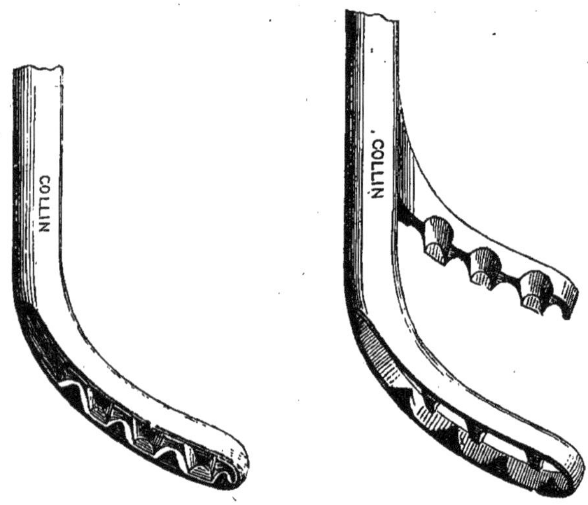

Brise-pierre Reliquet.

Fig. 12. — Fermé. Fig. 13. — Ouvert.

les séances, sauf à la dernière que j'appelle séance d'exploration, du porte-à-faux, qui concasse la pierre et ses fragments, plutôt qu'il ne broie, avec lequel on agit beaucoup, parce que ses becs ne s'engorgent pas, et que chaque prise de la pierre ou de fragments est suivie de l'action complète de l'instrument. »

J'ai cherché un instrument plus complet, qui eût toutes les qualités du porte-à-faux et qui broyât. Alors je fis le

1. *Traité des opérations des voies urinaires*, p. 808.

brise-pierre que je présentai à l'Académie de médecine dans la séance du 23 janvier 1872. Depuis dix ans cet instrument, appelé brise-pierre Reliquet, m'a servi dans toutes mes opérations de lithotritie.

BRISE-PIERRE. — Le bec femelle (fig. 12 et 13), ayant le diamètre transversal d'un bec plat de Civiale, est largement fenêtré comme le porte-à-faux. Ses bords, moins hauts que ceux du bec femelle du porte-à-faux, présentent au niveau de la moitié postérieure de leur face interne des dents triangulaires, alternes d'un côté à l'autre. Ces dents, qui sont des saillies de la paroi interne du bec, ont une large base, ce qui assure leur solidité. En arrière, du côté du dos du bec, elles présentent une face triangulaire lisse, dont le sommet est rebroussé en haut vers la concavité du bec. Du côté de cette concavité, leur face est en dos d'âne (fig. 16). Les deux bords latéraux de ce bec femelle, du côté de sa concavité, offrent des dents aiguës dirigées obliquement vers la tige de l'instrument et en dedans (fig. 14).

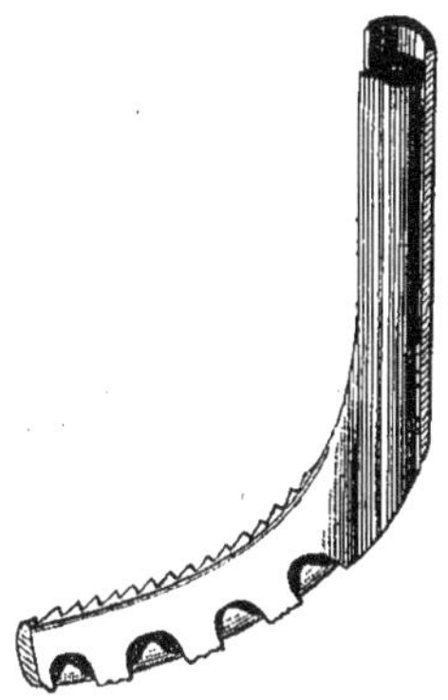

Fig. 14. — Bec complètement fermé. — Saillies des dents du bord du bec femelle en avant ; saillies des dents du bec mâle en arrière.

Le bec mâle (fig. 13) est celui du porte-à-faux, sauf qu'il est plus large, que les échancrures qui séparent ses dents sont plus profondes, afin de loger les dents internes du bec femelle, dont les dos d'âne doivent s'appliquer contre les échancrures du bec mâle, l'instrument étant complètement fermé (fig. 14). De plus, les dents du bec mâle, l'instrument étant complètement fermé, doivent dépasser légèrement le bord postérieur du bec femelle (fig 14). C'est grâce à l'enchevêtrement absolu des dents du bec mâle dans celle du bec femelle, et à cette saillie des dents du bec mâle au delà du bec femelle, que ce brise-pierre se vide toutes les fois qu'il est fermé complètement.

Lorsque le brise-pierre est ainsi fermé, tout le bec mâle s'engage dans la fenêtre du femelle (fig. 14); alors les dents des bords latéraux supérieurs du bec femelle sont à découvert.

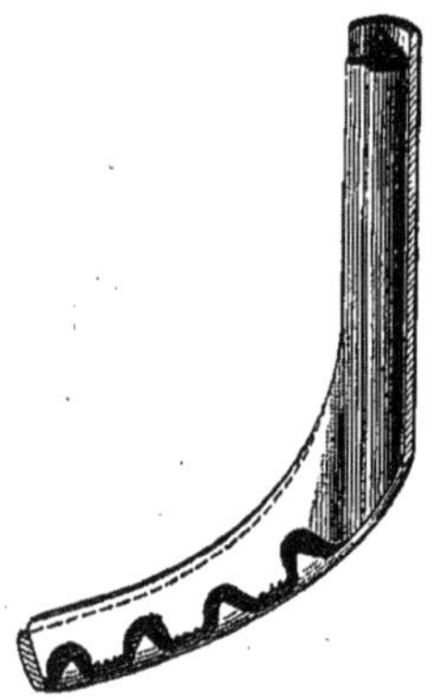

Fig. 15. — Le bec mâle par son dos masque les dents des bords du bec femelle, et a ses propres dents cachées dans le bec femelle.

Si l'on faisait passer mon brise-pierre tout à fait fermé (fig. 14) dans l'urèthre, soit pour l'introduire dans la vessie, soit pour l'en retirer, on blesserait sûrement ce canal, avec les dents du bec mâle saillantes en arrière, et avec les dents des bords latéraux du bec femelle libre en avant. Aussi tous mes brise-pierres, quel que soit le mécanisme des extrémités externes des branches (pignon ou écrou brisé), tous doivent être munis d'une pièce spéciale dont l'action est de limiter l'engagement du bec mâle dans le bec femelle et de placer le bec mâle de façon que son dos lisse reste saillant au-dessus du bord dentelé du bec femelle, et que les dents du bec mâle soient cachées dans le bec femelle (fig. 15). Dans ces conditions, les dents du pourtour supérieur du bec femelle sont masquées par le dos du bec mâle (fig. 15), dont les dents sont cachées dans le bec femelle. Alors, mon brise-pierre ne présente pas la moindre aspérité pouvant blesser l'urèthre.

Lorsque l'instrument est à pignon, il doit avoir sur la tige mâle, immédiatement au-dessus de la crémaillère, une virole qui se meut sur un pas de vis. Quand cette virole est placée contre la crémaillère, l'engagement du bec mâle (fig. 15) dans le bec femelle est limité. Alors les dents des bords du bec femelle sont masquées par le dos du bec mâle, et les dents de ce dernier sont cachées dans le bec femelle. L'instrument doit être mis dans ces conditions pour franchir l'urèthre, soit pour entrer, soit pour sortir.

Quand la virole est à l'autre extrémité de sa course, au point le plus éloigné, l'engagement du bec mâle dans le bec femelle est complet. L'instrument se ferme complètement, se vide, mais les dents des bords du bec femelle sont à découvert, et celles du bec mâle sont saillantes en arrière. Il faut mettre l'instrument dans ces conditions pour broyer. Quand on veut se servir de l'écrou brisé, quel qu'en soit le modèle, il faut que l'extrémité de la tige femelle ait à son pourtour externe un pas de vis sur lequel se meut une virole. Lorsque celle-ci est tout à fait engagée sur son pas de vis, elle ne fait aucune saillie au delà de la branche femelle, et le bec mâle s'engage complètement dans le bec femelle : l'instrument se ferme. Lorsque la virole est à peine engagée sur le pas de vis, elle fait saillie au delà de la tige femelle et limite d'autant l'engagement du bec mâle dans le bec femelle. Alors les dents du bec mâle et celles du bec femelle sont cachées.

Il y a deux ans, j'ai fait faire par M. Collin un bec

plus large. Ayant reconnu que pour casser les fragments de pierres il fallait une force relativement moindre, j'ai diminué la hauteur du bec femelle, et je l'ai élargi d'autant (fig. 16). Pour ne pas diminuer la force des dents triangulaires transversales à dos d'âne du bec femelle F, leurs bases occupent les deux tiers de la hauteur du bord du bec, mais étant ainsi plus larges, j'en ai mis une de moins.

Du côté du bec mâle M, j'ai aiguisé le tranchant des dents par des coups de lime sur leurs faces internes dans les échancrures (fig. 16, M). Ces dispositions combinées avec les dents obliques des bords du bec femelle donnent à mon brise-pierre une puissance de préhension énorme. Les becs ne glissent plus sur le calcaire. Et je me suis vite aperçu que mon instrument ainsi disposé avait une puissance cassante et broyante bien plus grande. La combinaison de ce dernier bec avec mon appareil pour la lithotritie est excellente. Le large bec femelle, retenant bien les fragments de pierre ou la pierre qui y tombent, l'action énergique des dents des deux becs est complète, ce qui permet de broyer rapidement une quantité considérable de pierres. Cependant, quand il s'agit d'enta-

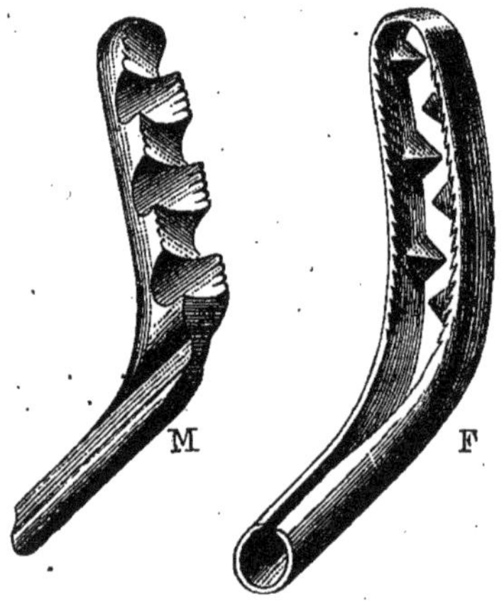

Fig. 16. — Nouvelle modification de mon brise-pierre.

mer une pierre dure, je prends encore mon instrument à bec femelle plus haut. Mais pour broyer les fragments, je me sers de ce dernier.

Actions de mon brise-pierre. — 1° La masse calcaire prise et retenue entre les becs par les dents obliques des bords du bec femelle qui l'empêchent de glisser vers l'extrémité de l'instrument, et par les dents alternes du bec mâle qui la griffent.

2° Les deux becs étant rapprochés par une force, le pourtour dentelé du bec femelle, point d'appui postérieur, entre dans le calcaire. Les dents du bec mâle agissent, en avant, chacune isolément sur le calcaire, y entrent en dégramatisant les couches superficielles; alors la force continuant à agir, le calcaire se brise. Toujours les choses se passent comme il suit quand il s'agit de pierre peu dure ou de fragments de pierre dure : des morceaux tombent de chaque côté de l'instrument, et il reste entre les becs une tranche de calcaire que limitent le pourtour du bec femelle et les dents du bec mâle. La force continuant son action, cette tranche de calcaire est poussée dans la cavité du bec femelle, s'y brise contre les dos d'âne des dents transverses, en fragments qui passent entre ces dents et tombent en arrière de l'instrument, jusqu'à ce que l'instrument soit complètement fermé. Ainsi le brise-pierre se vide, et les fragments de cette tranche calcaire sont tous assez petits pour sortir par la sonde. Chaque prise fournit une quantité de petits graviers, d'autant plus grande que la tranche de pierre retenue entre les becs est plus forte. Aussi avec mon dernier modèle, dont les becs plus larges retiennent entre eux une plus forte tranche de pierre, je broie plus à chaque prise.

Comme ce brise-pierre ne s'engorge pas, qu'on le vide en le fermant complètement après chaque broiement, ses becs ont leur pleine action à chaque nouvelle prise.

Ainsi lorsque l'instrument est dans la vessie, son bec mâle pouvant s'engager complètement dans le bec femelle, on peut continuer indéfiniment à prendre des graviers et à broyer, sans jamais s'inquiéter de l'état des becs, sans être obligé de retirer l'instrument pour le vider et le réintroduire. Les allées et venues du brise-pierre dans l'urèthre, indispensables lorsqu'on se sert des mors plats, n'existent plus.

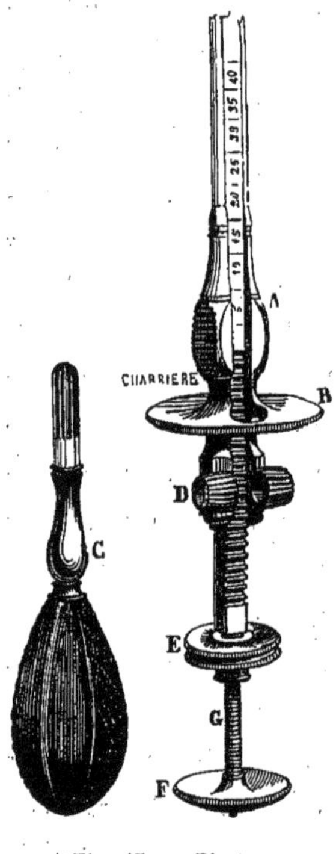

Fig. 17. — Pignon.

Percussion, pignon. — Il n'est point indifférent de combiner l'un ou l'autre des mécanismes, pignon ou écrou brisé, avec mon brise-pierre. Je me sers toujours du pignon, dont la disposition est très bonne pour la percussion. C'est un appareil mécanique simple. Il est constitué par un pignon (fig. 17, C) présentant une grosse poignée en bois, qui tient bien dans la main, et une extrémité métallique dentée comme une roue d'engrenage. La branche femelle offre une saillie D, creuse transversalement, destinée à recevoir l'extrémité dentée du pignon. Quand celui-ci est en place dans la branche femelle, ses dents s'engrènent dans celles de la crémaillère qui existe sur la face supérieure de la branche mâle. Alors, lorsqu'on imprime au pignon un mouvement de rotation sur lui-même, ses dents prenant dans celles de la crémaillère de la tige mâle, rapprochent les becs ou les éloignent selon le sens de la rotation. Le pignon enlevé, la tige mâle est libre dans la branche femelle. La branche mâle présente en E une virole qui se meut sur un pas de vis, et qui, selon sa position, limite l'engagement du bec mâle dans le bec femelle.

La liberté complète de la tige mâle dans la branche femelle, lorsque le pignon n'est pas en place, rend cette disposition des branches très favorable à la percussion. De là l'avantage énorme, quand on tient une pierre, de pouvoir faire tout de suite la percussion, dès que l'action du pignon est insuffisante.

Un marteau (fig. 18) composé d'une masse en fer et d'un manche non flexible en fer garni d'une poignée en bois rugueux, pour qu'il soit bien en main, constitue tout l'appareil instrumental de la percussion.

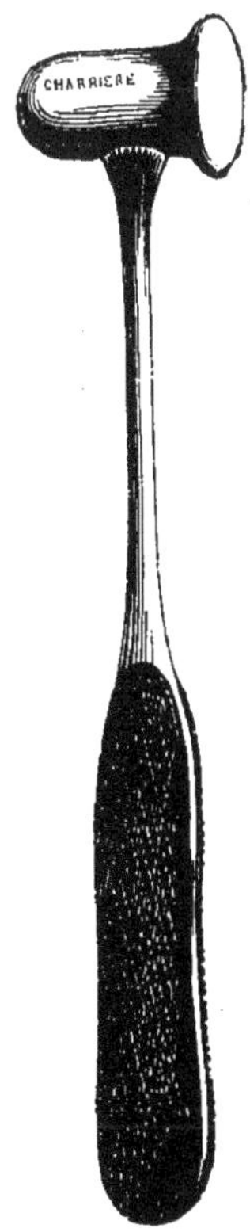

Fig. 18.

Dans mon *Traité des opérations des voies urinaires*, page 487, je démontre que les étaux sont avantageusement remplacés par la main gauche de l'opérateur, dont les quatre doigts et la paume tiennent la branche femelle et dont le pouce appliqué sur la virole E (fig. 17) maintient le bec mâle contre la pierre. Dans cette manœuvre, le bras et l'avant-bras gauche pliés presque à angle droit sont appliqués contre le tronc, l'articulation du poignet, seule libre, agit pour tenir le brise-pierre et annihiler le soubresaut dû au coup de marteau. La position du membre supérieur droit de l'opérateur dont la main tient en plein le manche du marteau est analogue. Le bras et l'avant-bras pliés à angle droit doivent être fixés contre le tronc de l'opérateur. Le poignet seul doit agir pour donner le coup de marteau sur l'extrémité de la tige mâle. Le coup de marteau doit être donné dans l'axe même de la tige mâle. Il ne doit agir que sur cette tige qui transmet par son bec dans la masse calcaire la force produite. Pour réaliser cela, la course du marteau doit se terminer sur l'extrémité même de la tige mâle, et le coup doit être tel qu'il n'imprime aucun déplacement à la masse représentée par tout l'instrument et la pierre. Ainsi le coup de marteau est sec, il ressemble tout à fait à celui donné par le tailleur de pierre sur la tête du ciseau à froid, dont le tranchant ou la pointe entre à chaque coup dans le calcaire en en détachant un morceau plus ou moins gros.

La percussion faite ainsi avec mon brise-pierre est extrêmement puissante. A chaque coup de marteau la force produite entre dans la masse calcaire, par les dents alternes du bec mâle et par les bords dentelés du bec femelle. Chacune des aspérités des becs agit isolément sur la pierre, les dents du bec mâle dégramatisent chacune en leur point les couches superficielles, de même les bords du bec femelle agissent isolément sur ces couches superficielles. Les coups de marteau répétés, grâce aux dents des becs, finissent par agir dans la masse calcaire qui éclate presque toujours en plusieurs morceaux.

Voici un fait qui démontre la puissance cassante de

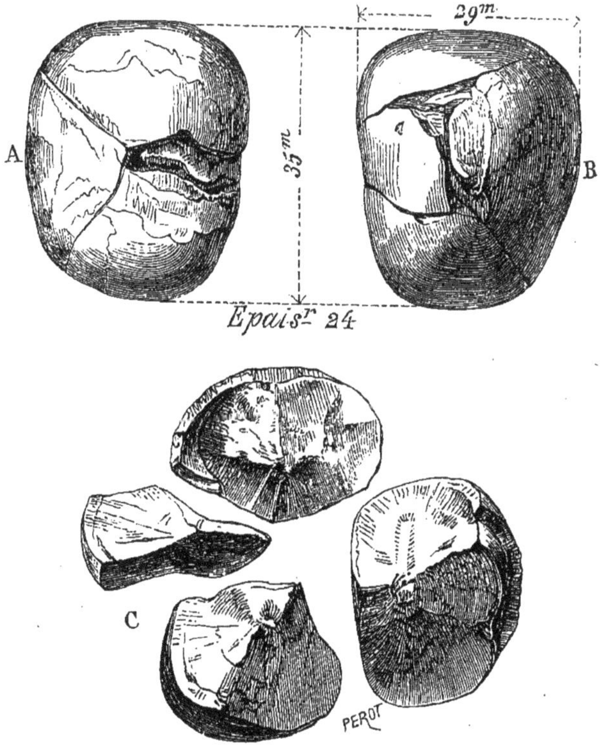

Fig. 19.

mon brise-pierre combiné à la percussion. J'en ai lu l'observation à la Société de médecine de Paris le 24 mai 1879[1]. Il s'agissait de trois pierres volumineuses dans la vessie d'un homme très obèse, ayant une pro-

1. *Union médicale*, 1879.

tate très grosse, de là une élévation très grande du col vésical en arrière du pubis, une excavation profonde de la vessie en arrière du col, et une épaisseur considérable du périnée. Je concassai les pierres par la lithotritie ordinaire, me servant de mon brise-pierre et de la percussion, avant de faire la taille ; puis je fis cette dernière opération. Après avoir retiré tous les fragments de la vessie, je cherchai à reconstituer les pierres, ce que je fis assez facilement. L'une d'elles (fig. 19) avait été cassée en quatre. En examinant la juxtaposition des morceaux qui la constituaient, on est convaincu que la fragmentation de cette pierre dont les trois dimensions sont 35 millimètres, 29 millimètres et 24 millimètres, a été obtenue d'un seul coup de brise-pierre, par la percussion.

En A et B, on voit les faces opposées de la pierre, où ont porté les becs du brise-pierre ; en C, on voit les faces de section des quatre morceaux.

Ce fait démontre de la façon la plus irréfutable combien mon bec uni à la percussion est puissant.

En pratiquant la percussion avec cet instrument, il arrive souvent qu'il ne reste pas, entre les becs, la tranche de pierre, qui est broyée contre les dents transverses du bec femelle. La pierre éclate comme dans ce fait si topique, et brusquement tous les morceaux tombent dans la vessie. A ce moment le pouce de la main gauche, qui est appliqué sur la virole externe de la branche mâle, pour en maintenir constamment le bec contre les mêmes points de la pierre, ne trouvant plus de résistance, ferme brusquement l'instrument.

Pour casser ces pierres dures on est obligé de donner de nombreux coups de marteau. Le temps que cela demande est toujours relativement faible, car il est bien rare qu'il atteigne une minute. Mais ce qu'il y a de certain, c'est que cette manœuvre de la percussion, faite comme je viens de la décrire, ne provoque aucune douleur aux malades, qui toujours m'en ont manifesté leur étonnement.

La pierre étant fragmentée par la percussion, dans presque tous les cas (car le précédent est rare), immédiatement je quitte le marteau pour le pignon et je continue la séance de broiemeut.

Pignon. — La pierre ou les fragments tenus dans le brise-pierre par la main gauche, les doigts et la paume entourant l'extrémité de la branche femelle, le pouce placé sur la virole de la tige mâle pour tenir la pierre entre les becs, avec la main droite on engage le pignon dans son écrou, et l'on imprime un mouvement de rotation de gauche à droite, qui rapproche les deux becs l'un de l'autre. Ce rapprochement ne doit pas être fait d'une façon lente et continue, cherchant à produire une pression simple. Ce rapprochement doit être fait par des successions de saccades brusques. Alors les dents des becs ont toute leur puissance. Chaque saccade agit beaucoup à la façon de la percussion, mais elle est suivie d'une pression énergique qui maintient bien la tranche de calcaire dans les becs.

Cette manœuvre de broiement est très rapide. Souvent d'un seul coup de pignon l'instrument se ferme complètement, faisant tomber de chaque côté des morceaux de pierre, et broyant entièrement la tranche de pierre qui est restée entre les becs. Toujours un second coup de pignon suffit pour terminer le broiement et fermer l'instrument. Il ne m'est arrivé que très rarement de donner trois coups de pignon.

J'insiste sur la rapidité du broiement avec ce mécanisme qui, agissant d'une façon brusque, vide immédiatement les becs. C'est là une des raisons qui me le font préférer à l'écrou brisé. Le bec vidé immédiatement, on fait une nouvelle prise, toujours très rapidement, grâce à mon appareil sur lequel est le sujet.

Lorsqu'on a l'habitude de manœuvrer la percussion et le pignon, les mains exercées qui les emploient arrivent vite à percevoir des sensations importantes. On reconnaît la résistance du calcaire, de là une idée plus nette de sa nature. En percutant, la résonance qui se produit, unie à la sensation précise que les dents du bec n'entament pas la pierre, m'ont fait reconnaître ces calcaires excessivement durs (oxaliques) si fréquents en Algérie. Au contraire, quand il s'agit de pierre urique, même dure, la résonance est moins grande, et l'on perçoit très bien que les dents digramatisent les couches superficielles de la pierre, on sent qu'on peut continuer la percussion, que la pierre va être brisée.

Avec le pignon il y a des sensations analogues très précises. Au premier coup de pignon on sent si les dents de l'instrument agissent sur la pierre, on sent que la résistance commence à céder, on perçoit très nettement que le calcaire se brise.

La possibilité de percevoir ces sensations tient à la liberté complète de la tige mâle dans la branche femelle. La tige mâle n'est point immobilisée latéralement pour faire corps avec la branche femelle. Cette dernière conserve sa fonction, qui lui est inhérente par son bec: elle sert de point d'appui aux chocs et pressions qu'exerce la tige mâle. Celle-ci n'étant pas fixée dans la mortaise de la branche femelle, transmet au dehors les résistances que le calcaire lui oppose.

C'est grâce à ces sensations qu'on choisit, séance tenante, la percussion ou le pignon; qu'après avoir essayé du pignon, on emploie la percussion; et qu'on reconnaît si celle-ci est elle-même impuissante, comme cela m'est arrivé dans trois cas de pierres oxaliques à surface murée, deux sur des Algériens et une sur un paysan français.

Ces sensations ont une importance très grande, car elles empêchent de faire des manœuvres avec une force exagérée pouvant fausser ou briser les becs.

Ces résistances excessives de la pierre sont très rares, surtout en France; mais elles n'en sont pas moins très importantes à reconnaître.

Percussion avec la paume de la main.—Depuis que j'ai donné aux dents du bec mâle une puissance très grande, en taillant en lime simple la face interne de leurs bords (fig. 16, p. 24), ce qui les fait entrer plus facilement dans le calcaire, très souvent je reconnais qu'un très léger coup de pignon suffit pour briser le fragment saisi et fermer l'instrument. Alors, à chaque prise, je percute d'un coup sec sur l'extrémité de la tige mâle avec la paume de la main droite, et je répète cette manœuvre à toutes les prises.

Ici la rapidité du broiement est la plus grande qu'on ait jamais atteinte, et la quantité de fragments obtenus en un temps le plus court possible dépasse de beaucoup celle donnée par tous les autres instruments, quel que soit le mécanisme employé, pignon et surtout écrou brisé.

Presque toujours, quand les pierres uriques ou les pierres phosphatiques, à couches concentriques, sont concassées, le broiement des fragments est possible par la percussion avec la paume de la main. Du reste, si un fragment résiste, tout de suite un coup de pignon en a raison.

Écrou brisé. — Ce mécanisme ingénieux, dû comme le pignon à Charrière, a été modifié, plus ou moins perfectionné par un grand nombre d'auteurs, mais seulement dans ses détails accessoires. Quelles que soient toutes ces modifications, qui ont surtout pour but de fermer et d'ouvrir plus facilement et plus rapidement l'écrou, son action mécanique sur les deux branches, et par suite sur les deux becs de l'instrument, est toujours la même.

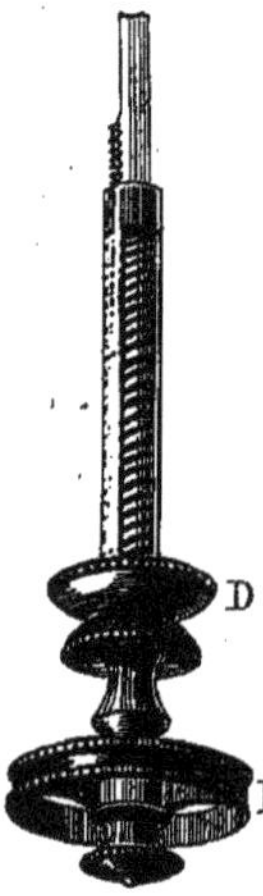

Fig. 20.

Il se compose des différentes pièces suivantes: 1° Sur la tige mâle il y a une vis munie d'un volant terminal E (fig. 20). La pièce formée par la vis et le volant, traversée dans toute sa longueur par l'axe métallique de la branche mâle, est à mouvement de rotation indépendant : c'est une vis folle, tenue en place par un petit écrou fixe placé sur l'extrémité de la tige. La vis elle-même est dans une chappe métallique faisant corps avec la branche mâle, mais largement ouverte de chaque côté et laissant ainsi à découvert latéralement tous les pas de la vis D (fig. 20) : c'est la virole mobile sur la tige mâle qui limite l'engagement des becs l'un dans l'autre.

2° La branche femelle présente dans son intérieur et latéralement deux ressorts, ayant chacun à leur extrémité terminale une petite masse lisse et saillante extérieurement (fig. 21), B et B′ mais présentant à leurs faces internes des filets de vis semblables à ceux de la vis de la tige mâle. Cette pièce B′, qui constitue l'écrou brisé placé dans la branche femelle B, se loge latéralement et tout à fait dans des cavités. Si maintenant par un moyen quelconque on agit sur les extrémités de ces ressorts en les rapprochant, et en les maintenant rapprochés, ils font saillie dans la cavité de la branche femelle, s'appliquent dans les pas de la vis de la branche mâle : l'écrou est fermé. C'est ce que l'on obtient avec les différents mécanismes, comme avec le double levier A, figure 21. En imprimant au volant un mouvement de rotation, on rapproche ou on éloigne les becs l'un de l'autre, selon qu'on tourne le volant à droite ou à gauche.

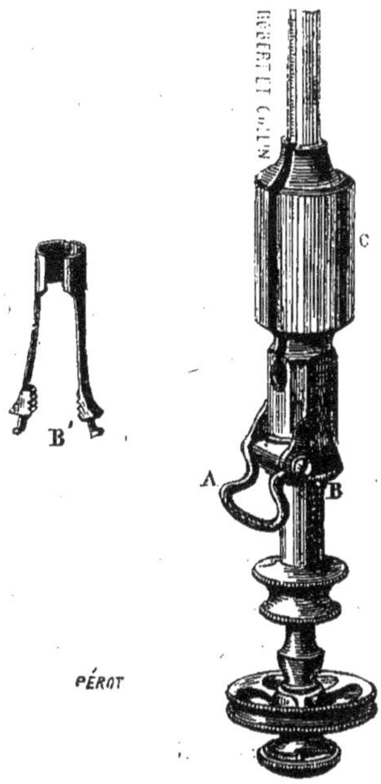

Fig. 21. — Écrou brisé à bascule (double levier).

Par ce mécanisme, l'écrou brisé étant fermé, les deux branches sont intimement unies l'une à l'autre, elles font un seul corps, elles n'ont de possible l'une sur l'autre, que le mouvement permis par la vis de la tige mâle.

Ainsi la tige mâle n'est plus libre, elle ne peut plus fournir à la main des sensations, comme dans le mécanisme du pignon.

Le mouvement de rapprochement imprimé aux becs n'étant fourni que par la vis, il est forcément continu. Que l'on imprime au volant une rotation aussi saccadée et brusque que l'on pourra, on n'aura jamais l'action sèche et instantanée du bec mâle sur le calcaire, qu'on produit si facilement avec le pignon, cette dernière action si puissante et si rapide.

Ainsi l'écrou brisé agit par pression continue. Combiné avec mon bec, il en diminue la puissance. Une fois qu'il a fait entrer par sa pression les dents du bec mâle dans le calcaire, toutes les cavités entre les aspérités sont en contact avec la masse de pierre à briser, et l'action indépendante des dents est annihilée. C'est ce qui arrive dans le cas de pierre peu dure; c'est l'inconvénient que Heurteloup fait au porte-à-faux[1], inconvénient qui n'existe pas quand on se sert du pignon ou de la percussion. Si la pierre est dure, cette pression simple des dents de mon bec sur la pierre est sans action. Les petites secousses si voisines de celles données par le marteau et que l'on produit avec le pignon, qui font agir sur la pierre chaque dent isolément, exactement comme le fait le ciseau du tailleur de pierre sur un calcaire dur, n'existent plus. Chaque dent du bec mâle

1. Heurteloup, *L'art de broyer la pierre dans la vessie humaine*. 1858.

avec l'écrou brisé agit sur la pierre à la façon d'un couteau dont le tranchant serait appliqué sur elle sans pouvoir y entrer.

Si l'opérateur ne prévoit pas cette résistance de la pierre dure, s'il continue à agir avec une force de plus en plus grande sur le volant de cet écrou brisé, il peut arriver à briser l'instrument ; et il briserait ainsi non seulement un instrument ayant mon bec, mais un instrument quelconque. Il ne faut pas oublier que la force produite en manœuvrant le volant de l'écrou brisé, est une force initiale imprimée à un mécanisme qui la double, la triple, la décuple, selon le rayon du volant, et selon le diamètre et la longueur du pas de la vis. Aussi Charrière et M. Collin ont étudié sévèrement et la vis et le diamètre du volant, en ont fixé les dimensions, pour que l'opérateur inconscient de la force qu'il produit n'arrive pas à casser forcément le brise-pierre, quel qu'en soit du reste la bonne fabrication.

Employer un volant à grand rayon est une imprudence.

On pourrait croire que la manœuvre du pignon est plus longue que celle de l'écrou brisé. L'expérience m'a bien souvent démontré le contraire. Dans le cas de l'écrou brisé, la pierre prise, on ferme l'écrou (temps court, surtout avec les derniers mécanismes proposés). Puis on agit sur le volant, presque toujours on se reprend trois ou quatre fois au moins pour arriver à fermer complètement l'instrument, puis on ouvre l'écrou. Avec le pignon, la pierre prise est tout de suite fixée dans les becs par le pouce de la main gauche appliqué sur la tige mâle. En même temps, le pignon, qui est toujours dans la main droite de l'opérateur, est mis en place, et agit sur la crémaillère comme je l'ai démontré. Il suffit d'un ou deux coups de pignon, rapidement donnés; pour broyer et fermer complètement l'instrument.

Enfin, il y a ce fait capital, c'est qu'avec le pignon pendant le broiement on perçoit distinctement les sensations qui vous indiquent ce qui se broie et comment cela se broie. Avec l'écrou brisé, toutes ces sensations ne sont pas possibles.

Il m'est arrivé de casser une pierre dont le centre était un bout de sonde en gomme. A plusieurs reprises j'ai parfaitement perçu avec mon brise-pierre à pignon la sensation d'un mâchonnement mollasse, c'est que je tenais le bout de sonde dégarni de calcaire. Mais là je savais qu'il y avait un bout de sonde en gomme dans la vessie, et que ce bout de sonde était le noyau de la pierre.

Dans un autre fait, je cassai une pierre assez dure. Subitement je sens que les mors agissent sur un corps qui n'était pas du calcaire. Je cesse de broyer. Je peux vider l'instrument en plaçant les becs écartés horizontalement. Sur mes questions, le malade me raconte qu'il devait avoir dans la vessie un bout de tube de plume d'oie. Si je m'étais servi d'un brise-pierre à écrou, après avoir commencé à broyer, je n'aurais jamais perçu une sensation m'indiquant que ce qui restait entre les becs du brise-pierre n'était pas du calcaire. J'aurais continué à agir sur le volant pour fermer l'instrument. J'aurais pu ne pas couper cette plume d'oie et en embarrasser mon bec femelle, sans pouvoir vider mon instrument.

Au lieu de cela, avec le pignon j'ai perçu tout de suite que je tenais un corps qui n'était pas du calcaire, et renseignements pris, avec le sectionneur de Caudemont, j'ai morcelé le tube d'oie, et je n'ai pas eu le plus léger accident.

Si, malgré mon dire, on veut encore se servir de mon bec avec l'écrou brisé, il ne faut pas oublier que l'instrument doit avoir, soit à l'extrémité de la branche femelle, soit sur la tige mâle, une virole mobile sur un pas de vis, et disposée de façon à limiter ou permettre l'engagement complet du bec mâle dans le bec femelle.

La longue expérience que j'ai de mon brise-pierre (je l'emploie depuis dix ans); les résultats considérables qu'il m'a fournis dans un temps court, puisque avec lui j'ai souvent broyé dans la vessie, en moins de cinq minutes, *une pierre à peu près ronde de deux centimètres de diamètre*, et cela en *fragments tous assez petits pour sortir par la sonde évacuatrice;* enfin la certitude où je suis que maintenant mon brise-pierre est adopté par beaucoup de chirurgiens, tous ces faits me suffisent pour me démontrer que mon brise-pierre est supérieur à tous ceux qui existent. Ce que j'ai dit déjà de l'action des becs plats, de leur défaut en tant qu'instruments broyeurs, tout cela devrait me permettre d'arrêter là ce chapitre du broiement de la pierre. Mais en 1878, M. Bigelow nous a apporté en France un brise-pierre qu'il nous disait supérieur à tous les autres.

En voici les becs.

Évidemment l'auteur a eu pour but de perfectionner le bec plat, de faire un instrument qui ne s'engorge pas et qui casse. Conservant le bec femelle plat, en lui donnant une plus grande largeur, son bec mâle, moins large, laisse dépasser les bords du bec femelle tout autour de lui.

(fig. 22). Ce bec mâle présente des dépressions latérales alternes, d'où résulte l'apparence des dents données à ce bec. Toutes les crêtes obliques, qui séparent les dépressions latérales s'unissant aux sommets latéraux de chaque angle, sont sur le même plan, et lorsqu'on ferme l'instrument cette crête en zigzag s'applique sur la surface plane du bec femelle.

Les plans inclinés des dépressions latérales ont pour

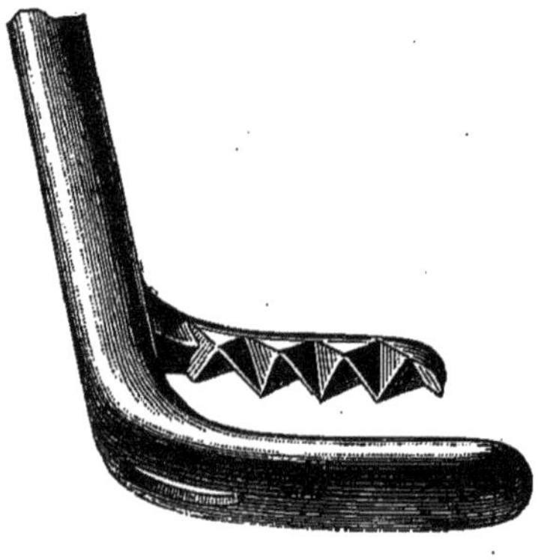

Fig. 22. — Brise-pierre de Bigelow.

but de chasser de chaque côté les fragments de pierre; la crête en zigzag a pour but d'agir en divisant la pierre.

A chaque prise, ce bec divise la pierre et ne peut fragmenter que par sections successives. De là la nécessité d'un nombre considérable de prises pour broyer une pierre en fragments tous assez petits pour sortir. Ajoutons que l'instrument est très volumineux, même dans son corps, du moins tel qu'il était en 1878.

Je ne cherche pas s'il peut s'engorger; pour moi, son action broyante est trop faible. Son action cassante est aussi insuffisante, car toute cette crête en zigzag, s'appliquant sur la pierre, ne peut y agir très utilement. Elle n'agit pas sur la pierre par des points ou des dents isolés les uns des autres; elle n'agit que par les saillies obliques alternes qui décomposent la force produite sur le calcaire, et ne laisse à ce bec guère plus de pouvoir cassant qu'au bec plat de Civiale. M. Bigelow, depuis 1878, a fait des brise-pierres fenêtrés, rappelant le porte-à-faux, mais n'ayant pas encore la perfection de ce dernier; c'est qu'il a reconnu lui-même que son bec de 1878 n'avait pas une puissance cassante suffisante.

Ainsi ce brise-pierre est loin d'avoir au même degré les qualités de mon instrument, qui casse avec une grande puissance et qui broie à chaque prise la tranche de pierre qui reste entre ses becs, en fragments tous assez petits pour sortir par la sonde évacuatrice.

Quant aux dispositions données à l'écrou brisé par M. Bigelow, elles sont très ingénieuses. Mais si l'instrument est mieux en main, elles ne modifient en rien l'action de ce mécanisme tel que nous l'avons étudié. Le bec mâle est toujours poussé par pression continue sans saccades sur la pierre. Ce mécanisme et la disposition des becs que nous venons d'étudier font que cet instrument a une action s'éloignant peu de celle des brise-pierres à mors plats.

Évacuation des graviers.

Évacuation par la sonde. — Dès le début de la lithotritie on s'est préoccupé de l'évacuation des graviers produits par le broiement. En 1831, Civiale écrivait sa fameuse lettre sur la lithotritie uréthrale. Déjà les faits nombreux de graviers arrêtés dans l'urèthre lui avaient permis de faire une description très complète de cet accident. Puis, nous voyons Leroy d'Étiolles, une première fois en 1835, parler de sa sonde évacuatrice avec mandrin métallique flexible, terminé par une petite masse d'acier taillée en lime sur la face plane de l'extrémité.

A cette époque, Heurteloup et Leroy d'Étiolles se servaient de brise-pierre à cuiller destinée à recueillir les poudres et les fragments de pierre produits, pour les extraire.

Presque toujours Civiale faisait l'évacuation des graviers après le broiement. Mercier a proposé une sonde spéciale pour faire cette manœuvre.

Heurteloup[1], en 1846, insiste à la page 135 sur l'utilité de faire uriner le malade étant couché, pour empêcher les fragments de pierre de s'engager dans l'urèthre.

Aussi, dès le début de ma pratique, l'utilité de l'évacuation des graviers aussitôt le broiement ne faisait aucun doute dans mon esprit.

Dans mon *Traité des opérations des voies urinaires* j'ai étudié longuement l'évacuation artificielle des graviers avec les instruments que l'on possédait alors.

Je décris l'évacuation par la sonde et j'insiste sur la façon de faire l'injection évacuatrice[2]. Dans un appendice de mon livre, page 802, je démontre comment on peut extraire par l'urèthre les morceaux de pierre fixés dans les yeux de la sonde, en faisant dans la sonde une injection à grande eau pendant que ses yeux pas-

1. Heurteloup, *Lithotritie sans fragment*. 1846.
2. *Traité des opérations des voies urinaires*.

sent dans l'urèthre. Depuis je retire toujours la sonde évacuatrice, ou bien en y injectant de l'eau (ainsi je ne peux pas être surpris par un petit gravier fixé dans un de ses yeux et pouvant accrocher l'urèthre), ou bien après y avoir mis le mandrin en métal avec lequel les graviers arrêtés dans les yeux sont chassés ou cassés.

Pendant des années, des chirurgiens ont prétendu que l'évacuation était inutile, que les graviers étaient rendus très facilement par le malade. Il est vrai qu'ils ne se servaient que du brise-pierre à mors plats. Avec cet instrument, ils faisaient, comme cela s'est appelé pendant un certain temps, l'effritement de la pierre, ils en grattaient la surface. Je crois que souvent avec le brise-pierre à mors plats ils cassaient si peu à chaque séance, que les fragments s'évacuaient sans difficultés, et l'évacuation artificielle n'aurait ramené qu'une bien faible quantité de pierre. Mais quand ils fragmentaient la pierre, les morceaux s'engageaient facilement dans le canal. C'est la période d'arrêt des graviers dans l'urèthre. En tous cas, les élèves, auxquels pendant des années on a enseigné qu'il ne fallait pas faire l'évacuation artificielle, doivent être bien surpris du changement complet actuel, et peut-être se demanderont-ils si cela existait et se faisait, quand on leur disait que c'était inutile.

La sonde dont je me sers depuis 1865, est du calibre 23 à 26, a un bec court à courbure allongée (fig. 23), aussi son introduction est très facile. Elle présente deux grands yeux latéraux : l'un commence à 1 centimètre du bec; l'autre, plus éloigné du bec, est plus dans la courbure, il a la même longueur que le premier. Ces deux yeux sont en partie l'un devant l'autre. La largeur

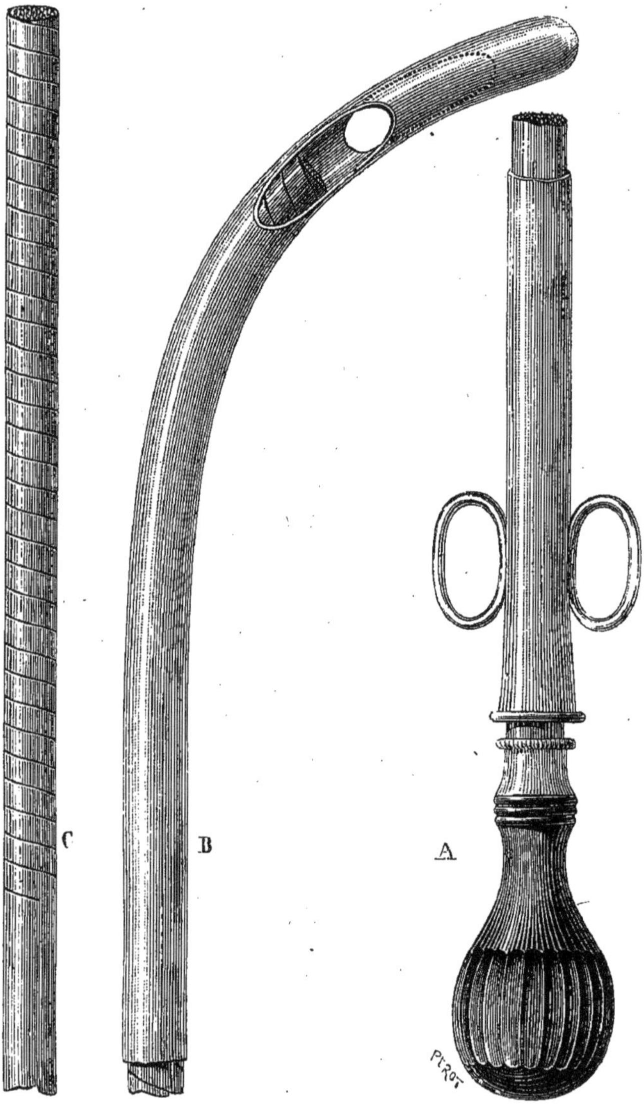

Fig. 23. — Sonde évacuatrice munie de son mandrin métallique flexible.

des yeux est la plus grande possible, sans atteindre à leur milieu le diamètre de la sonde.

Chaque sonde évacuatrice est munie de son mandrin de Leroy d'Étiolles. Ce mandrin, qui glisse à frottement dans la sonde A, B (fig. 23), doit pouvoir être poussé jusqu'à l'extrémité du bec au delà des yeux. Il est constitué : 1° par une portion de métal plein qui occupe la partie droite du pavillon de la sonde ; 2° par un ressort de montre enroulé sur lui-même (C, fig. 23) portant une petite masse d'acier dont la surface plane terminale est taillée en lime. Cette portion souple s'engage dans la courbure de la sonde, et y permet la rotation du mandrin sur lui-même. Si un gravier est fixé dans un des yeux, la surface en lime étant poussée contre lui par la rotation, la lime use le gravier juste au niveau du bord de l'œil. Alors la portion saillante du calcaire tombe dans la vessie, l'autre est repoussée dans l'extrémité du bec.

Ainsi, l'accident si justement craint par tout chirurgien qui veut faire l'évacuation des graviers, l'impossibilité de retirer la sonde parce qu'un gravier fixé dans un des yeux accroche le col de la vessie ou l'urèthre, est absolument évité.

Avec cela il faut avoir une bonne seringue munie de sa canule la plus large.

Le sujet étant dans la position propre à la lithotritie, ou couché horizontalement, le siège sur une planche de 50 centimètres carrés, pour empêcher le retrait du bassin en arrière, on introduit la sonde évacuatrice. Le liquide contenu dans la vessie s'échappe en entraînant des graviers, puis on fait l'injection. Le liquide doit arriver rapidement dans la vessie. Mais la main qui manie la seringue doit reconnaître la légère résistance qu'oppose la vessie dès qu'elle est pleine. Il ne faut jamais surdistendre la vessie. (Je me suis étendu très longuement sur le *modus faciendi* des injections vésicales dans mon *Traité des opérations des voies urinaires*, pages 390 et suivantes, et à propos de l'évacuation des graviers, page 502.)

Cette injection évacuatrice mal faite, distendant la vessie, luttant contre ses fibres, produit sûrement une irritation consécutive violente du tissu des parois vésicales, qui provoque des phénomènes de cystite, avec contracture plus ou moins énergique.

Mais l'injection bien faite par une main qui reconnaît la résistance de la vessie dès que celle-ci commence à lutter contre l'arrivée du liquide, n'a aucune action fâcheuse consécutive. Presque toujours je sens cette résistance avant que le malade manifeste l'envie d'uriner.

En tous cas, sitôt cette sensation de résistance perçue, brusquement, tenant avec la main gauche le pavillon de la sonde, on retire la seringue. Immédiatement le liquide chargé de gravier s'échappe au dehors. On répète cette injection jusqu'à ce qu'il ne sorte plus de gravier, l'eau s'échappant toujours à plein jet du pavillon de la sonde.

S'il reste dans la vessie des morceaux de pierre trop gros pour passer par la sonde, on les entend et on les sent qui viennent choquer la sonde, pendant qu'on fait l'injection.

Lorsque la vessie se contracte bien, qu'elle n'offre pas un bas-fond profond en arrière du col vésical, ce procédé d'évacuation m'a toujours très bien réussi. Les graviers sont rapidement évacués. Bien des fois quatre ou cinq injections m'ont suffi pour évacuer tous les débris d'une pierre de 2 centimètres de diamètre. Dans ces conditions de la vessie, lorsqu'il ne reste pas de gros morceaux de pierre qui viennent s'engager ou s'appliquer sur les yeux de la sonde, le résultat complet est certain.

D'après mon expérience personnelle, lorsqu'une pierre est tout entière réduite en fragments assez petits pour passer par la sonde, la vessie se contractant bien et n'offrant pas un bas-fond très profond en arrière du col, l'évacuation de tous ces graviers est bien plus facile et bien plus rapide par ce procédé, qu'en se servant des aspirateurs.

Je n'ai jamais fait une séance de lithotritie sans terminer les injections évacuatrices, en me servant d'eau phéniquée au millième, dans le but de prévenir l'intoxication urineuse[1]. Je me sers de l'eau phéniquée quand les graviers ne sortent plus. Très souvent j'ai remarqué que par ces injections il sortait à nouveau des graviers. Cette eau phéniquée qui agit manifestement sur les mucosités du catarrhe vésical en les concrétant, en les détachant de la surface vésicale, ainsi que je l'observe constamment, agit de la même façon ici sur la légère couche de mucus de la paroi vésicale qui retient les petits fragments et les poussières de calcul. Les mucosités chargées de petits graviers devenues libres, grâce à l'eau phéniquée, sont entraînées au dehors par le flot du liquide.

Même dans le cas de bas-fond vésical profond en arrière du col, ou de vessie se contractant incomplètement, ces injections évacuatrices ont l'avantage d'entraîner facilement au dehors les poussières résultant du

1. *Traité des opérations des voies urinaires*, p. 538.

broiement. On voit le liquide qui sort par la sonde devenir de plus en plus clair; de trouble et chargé à l'excès de cette poussière de pierre qui lui donnait l'aspect d'eau bourbeuse, il devient limpide.

Lorsque je suis obligé de faire l'aspiration des graviers, je ne manque jamais de la faire précéder d'injections pour entraîner toutes ces poussières qui se suspendent facilement dans le liquide.

On a proposé depuis longtemps, lorsque les injections faites, le sujet étant couché horizontalement, n'entraînent pas les graviers, de le mettre debout et même debout penché en avant. Mercier préconise ce moyen pour faire ces injections. Je l'ai fait, dans ces conditions, lorsque j'étais aussi certain que possible d'avoir réduit le calcaire en fragments tous assez petits pour sortir par la sonde. J'ai, ainsi, fait des évacuations très rapides et très complètes, sans qu'il en résultât la moindre excitation consécutive. Ce n'est certes pas un moyen à dédaigner. Quand il n'y a pas de fragments assez gros pour se fixer dans un des yeux de la sonde, tout se passe vite et bien, surtout si les injections bien faites ne surexcitent pas la contraction de la vessie; alors on n'a pas à craindre l'engagement des graviers dans l'urèthre par-dessus la sonde.

Évacuation par aspiration. — *Évacuateurs à milieu liquide fixe.* — Le premier évacuateur par aspiration qui a rendu des services est celui de Clover (fig. 24). Il se compose d'une sonde courbe ayant un grand œil latéral sur son bec ou un œil terminal. Son pavillon s'engage de plusieurs centimètres dans un récipient cylindrique en verre. Sur l'extrémité supérieure ouverte de ce récipient, est fixée une poire en caoutchouc.

La sonde conduite dans la vessie, la cavité vésicale et celle de l'instrument (c'est-à-dire les cavités de la sonde, du réservoir en verre et de la poire en caoutchouc) con-

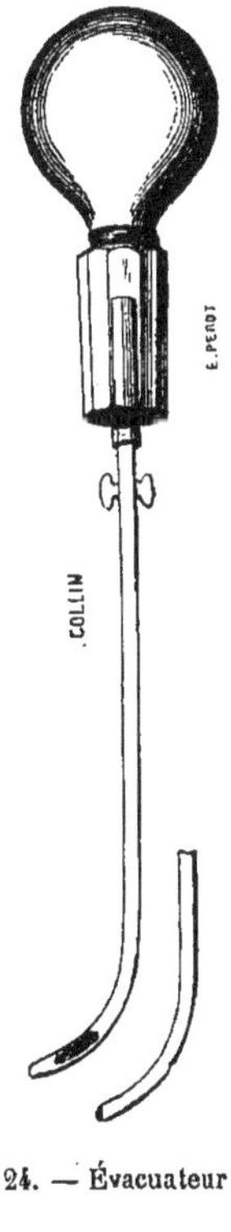

Fig. 24. — Évacuateur de Clover.

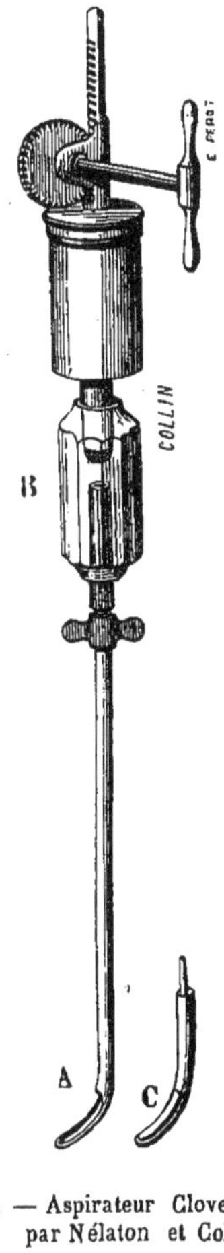

Fig. 25. — Aspirateur Clover modifié par Nélaton et Collin.

stituent un milieu fermé par l'urèthre qui entoure la sonde. Tout ce milieu étant plein de liquide, quand on comprime la poire en caoutchouc, la masse liquide chassée afflue dans la vessie et la dilate d'autant, en même temps qu'elle remue les graviers. Dès qu'on ne comprime plus la poire en caoutchouc, la quantité de liquide qui a été poussée dans la vessie y revient brusquement, attirant les graviers dans la sonde. Ceux-ci sortent par le pavillon et tombent autour de ce dernier, dans la section inférieure du réservoir en verre. Dès que cet instrument fut connu en France, M. le professeur Nélaton remplaça la sonde courbe ayant un œil sur le côté, par une sonde ayant la forme de la branche femelle d'un lithotribe à cuiller (fig. 25, A), présentant ainsi une curette creusée dans la face antérieure du bec, et un long tube droit ouvert au fond de cette curette, dans l'angle de courbure. Cette sonde introduite, le sujet étant dans la position propre à la lithotritie, son bec touche le point le plus déclive de la vessie, là où sont les graviers. Pour introduire cette sonde on y pousse un mandrin en baleine dont l'extrémité remplit la cuiller; de même, pour la retirer, on y place ce mandrin (C, fig. 25) qui chasse les graviers engagés dans l'œil et vide la cuiller. M. Collin remplaça la poire en caoutchouc par un corps de pompe ayant une canule (fig. 25) fixée dans l'orifice supérieur du manchon en verre. Le piston est manœuvré au moyen d'une tige à crémaillère dans laquelle s'engrènent les dents d'une assez grande roue mue par une manivelle transversale.

La manœuvre est ici tout entière soumise à la volonté de l'opérateur, il injecte le liquide en tournant d'un côté, et aspire en tournant en sens inverse.

Dans mon *Traité des opérations des voies urinaires* (p. 506) j'ai décrit longuement les manœuvres de ces instruments. J'ai donné la préférence à ce second.

Toutes les fois que l'évacuation par la sonde ordinaire ne se faisait pas, je m'en suis servi avec succès. Nous avons déjà dit pourquoi l'évacuation par la sonde ne se faisait pas dans certains cas. Cela tient : soit à la disposition de la vessie, qui présente un bas-fond profond en arrière du col, soit à ce que la vessie ne se contracte qu'incomplètement ou pas du tout. Ajoutons que presque toujours, dans le cas de bas-fond profond, la vessie se contracte incomplètement. Dans ces conditions, la manœuvre de l'aspirateur de Clover modifié (à sonde droite et à corps de pompe) est très simple. La sonde introduite, la vessie contenant un peu d'eau tiède, assez pour permettre d'y injecter encore de l'eau sans la surdistendre; l'appareil aspirateur, le manchon en verre et le corps de pompe, plein d'eau tiède, placé sur la sonde, le milieu liquide d'action formé par la cavité vésicale et celle de l'appareil est complet. Alors la manœuvre d'aspiration se fait facilement; on n'est ni troublé, ni interrompu par la perte du liquide par-dessus la sonde, la vessie ne se contractant pas. Il suffit de manœuvrer le piston du corps de pompe doucement en injectant, et un peu moins doucement en aspirant, pour retirer les graviers. Rien ne vous arrête, si tous les graviers sont assez petits, si un gravier ne vient pas se fixer dans l'œil ou ne s'arrête pas dans la continuité de la sonde. La vessie étant inerte, ne pouvant pas chasser le liquide qu'elle contient par-dessus la sonde, tous les graviers étant assez petits pour sortir par elle, cet appareil de Clover modifié rend un service complet.

Mais si la vessie se contracte et chasse le liquide par-dessus la sonde, toute l'eau tiède contenue dans l'appareil pourra s'échapper, et la manœuvre d'évacuation sera forcément interrompue.

L'évacuateur que M. Bigelow a publié en 1878 (fig. 26) dans son travail sur la lithotritie en une seule séance, est, lui aussi, à milieu liquide fixe. Sur la sonde est fixé un tube qui se continue avec la poire en caoutchouc; de l'autre côté la poire en caoutchouc est le réservoir qui reçoit les graviers.

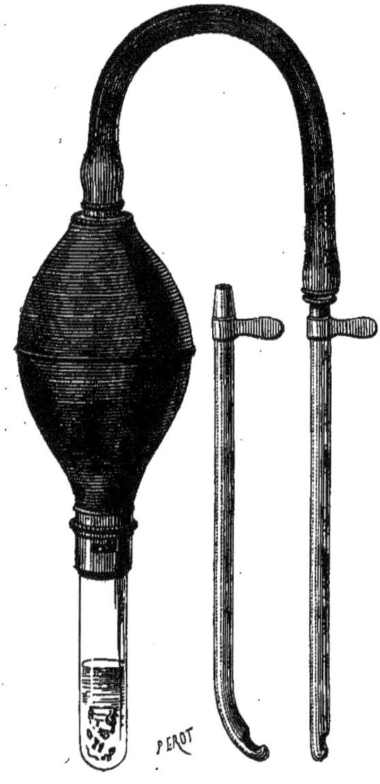

Fig. 26. — Évacuateur de Bigelow.

La sonde est un tube droit, ouvert près de son extrémité. Celle-ci a une forme arrondie, légèrement conique. Cette saillie mousse de l'extrémité, appliquée au besoin contre la vessie, fait que l'œil dirigé en haut est toujours libre.

Cet œil de la sonde, très large, présente un plan incliné qui, partant des bords de sa section la plus près du bec, va se confondre avec la paroi interne de la sonde; il en résulte une sorte d'entonnoir dont l'*infundibulum* a juste le calibre du tube. Cette disposition empêche, dans une certaine mesure, les graviers volumineux de se fixer dans l'œil, et permet plus facilement au liquide injecté de les repousser.

Ou bien le tube a la forme d'une sonde à petit bec presque coudé, à courbure très arrondie, portant l'œil dans la concavité du bec; cet œil a toujours la même disposition en *infundibulum* que celui de la sonde droite.

Cet appareil est un siphon à milieu liquide fixe, ayant une poire en caoutchouc sur sa continuité. En comprimant cette poire, le liquide chassé va dans la vessie, remue les graviers; en laissant la poire a elle-même, elle aspire le liquide injecté en entraînant les graviers, qui tombent dans le réservoir en verre en raison de leur poids. Comme avec l'appareil de Clover, si la vessie se contracte, elle chasse le liquide par-dessus la sonde, et tout le liquide de l'appareil peut être évacué. Ainsi ce premier instrument évacuateur de Bigelow est sujet aux mêmes inconvénients que celui de Clover. Car un gravier peut aussi se fixer dans l'œil ou la continuité de la sonde, si la pierre n'est pas réduite en fragments tous assez petits.

M. Bigelow a été très préoccupé, et l'est encore, d'avoir un appareil évacuateur qui repose sur le lit, qui soit assez indépendant de la sonde, y étant uni seulement par un tube en caoutchouc assez long. Il craint le poids de l'appareil aspirateur placé à l'extrémité de la sonde. C'est un reproche qu'il fait à l'instrument de M. Thompson et par conséquent qu'il doit faire à celui de Clover. Je ne suis pas de son avis : je trouve un avantage très grand à ce que tout l'appareil ne faisant qu'un seul corps soit tenu par les deux mains de l'opérateur. Il est plus facile de manœuvrer quand tous les points sur lesquels les mains doivent agir sont près les uns des autres.

Le poids des appareils de Clover et de Thompson permet facilement de les tenir et de les déplacer pour maintenir la sonde à la position voulue dans la vessie, en suivant les mouvements que peut faire le malade.

Jusqu'ici nous n'avons que des aspirateurs d'un emploi facile quand la vessie est indolente, quand elle se contracte incomplètement ou pas.

C'est seulement dans ces cas que j'ai eu besoin de faire l'évacuation aspiratrice. Car lorsque la vessie se contracte bien, les graviers sont très vite et très facilement évacués par la méthode des injections que j'ai toujours pratiquée.

Aspirateurs à milieu liquide renouvelable. — Pour généraliser l'évacuation aspiratrice, pour la faire dans les cas où la vessie se contracte bien, et qui sont de beaucoup les plus fréquents, il fallait pouvoir renouveler le milieu liquide d'aspiration, c'est-à-dire remplacer dans l'appareil le liquide qui s'échappe par l'urèthre. Il y avait deux moyens : 1° Démonter l'appareil, le séparer de la sonde, pour le remplir d'eau tiède nouvelle, et injecter à nouveau la quantité d'eau tiède voulue dans la vessie; cela pouvant être renouvelé souvent devenait impratiquable. 2° Ou bien adjoindre à l'instrument une disposition permettant d'y introduire du liquide, sans rien déranger à la position de l'instrument. C'est ce qu'a fait M. Bigelow dans son dernier aspirateur. La poire en caoutchouc peut être mise en communication avec un réservoir d'eau, au moyen d'un tube en caoutchouc qui s'ouvre dans sa cavité. Quand le milieu liquide n'est plus suffisant, que la vessie s'est vidée par-dessus la sonde, en comprimant la poire en caoutchouc le liquide qu'elle contient va dans la vessie, alors on ferme la communication de la poire avec la vessie, et l'on ouvre sa communication avec l'eau du réservoir, celle-ci aspirée remplit l'appareil.

Et l'on refait l'aspiration, si la vessie ne chasse pas à nouveau le liquide par-dessus la sonde.

M. Thompson, dans son appareil, renouvelle l'eau, tout simplement, en ouvrant par un robinet le fond

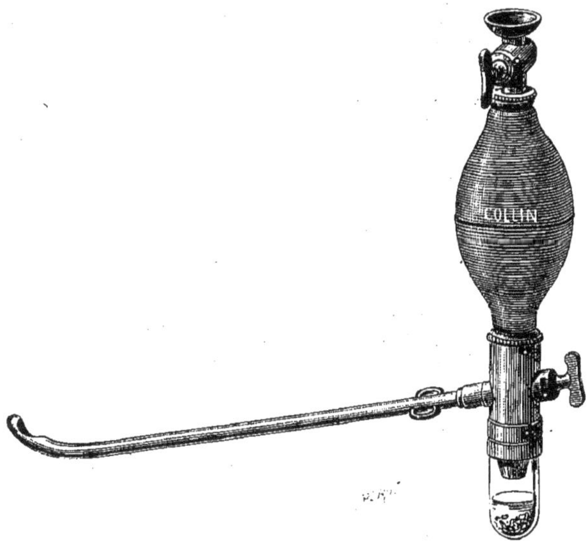

Fig. 27. — Aspirateur de H. Thompson.

d'un entonnoir attenant au sommet de la poire en caoutchouc et y verse l'eau tiède.

Appareil de Thompson. — C'est un appareil de Clover dont les pièces de l'aspirateur sont presque verticales, par rapport à la sonde (fig. 27), au lieu d'être dans l'axe de celle-ci.

La poire en caoutchouc verticale est fixée en haut à la base d'un entonnoir métallique muni d'un robinet. Inférieurement elle est fixée sur un large tube métallique fermé à son autre extrémité inférieure par le réservoir en verre de forme globuleuse. Ce large tube est traversé à sa partie moyenne par un second tube, ouvert d'un côté pour recevoir, à frottement, l'extrémité du pavillon de la sonde, et portant de l'autre côté un robinet dont la douille se meut dans sa cavité.

Ce robinet ferme ou ouvre la large échancrure que ce tube présente à sa face inférieure dans la cavité de l'appareil.

La sonde de M. H. Tompson rappelle celle coudée de M. Bigelow, en tant que forme générale. Son bec est moins long. L'œil dont les bords sont arrondis est plus long, c'est une vraie cavité occupant le calibre de la sonde, la disposition en entonnoir n'est pas aussi complète que dans les sondes de Bigelow. D'après mon expérience les graviers s'y fixent plus facilement.

Pour se servir de cet appareil, la sonde étant dans la vessie, celle-ci contenant la quantité de liquide voulue, l'aspirateur plein d'eau tiède (le robinet de l'entonnoir et le robinet latéral fermé), on le place sur la sonde. Puis on ouvre le robinet latéral, qui établit la communication du milieu de l'aspirateur avec celui de la vessie et de la sonde, et l'on fait l'aspiration. Si l'eau s'échappe pardessus la sonde, on ouvre l'entonnoir, on y verse de l'eau tiède et immédiatement l'appareil se remplit. On peut faire ce renouvellement du liquide sans fermer le robinet latéral, car la pression due à la colonne d'eau contenue dans l'instrument, qui agit sur la vessie, est bien faible. Voilà un instrument simple dont je me sers maintenant quand l'évacuation ne se fait pas par la sonde évacuatrice au moyen des injections ordinaires.

Nous avons déjà indiqué les causes qui viennent interrompre l'aspiration. La perte du liquide par l'urèthre en est une. Nous venons de voir qu'avec l'entonnoir de Thompson on peut renouveler le liquide. Mais il reste l'arrêt des graviers dans l'œil ou dans la continuité de la sonde. Dans une conversation que j'ai eue avec M. H. Thompson, il m'a dit : « Je fais alors une violente injection, en comprimant brusquement et énergiquement la poire en caoutchouc avec les deux mains; si par ce moyen la sonde n'est pas débarrassée, je la retire. » Mais en retirant cette sonde, si le gravier est saillant en dehors du bec, on est exposé à blesser l'urèthre. Il faut au moins faire la manœuvre que j'ai communiquée à l'Académie de médecine le 12 septembre 1871 : faire avec une seringue une injection à grande eau dans la sonde, pendant qu'elle passe dans l'urèthre, pour que le liquide injecté en sortant par l'œil entoure le gravier et en écarte les parois de l'urèthre. Ainsi, si le gravier n'est pas trop saillant, on peut l'extraire sans faire le moindre délabrement; mais s'il est très saillant, forcément on blesse l'urèthre. Aussi quand je me sers de cet appareil aspirateur j'ai toujours sous la main un mandrin en baleine que je conduis dans la sonde jusque dans l'œil, et qui sûrement en éloigne les graviers.

Nous venons d'étudier les instruments employés dans la lithotritie et leurs manœuvres mécaniques. J'ai démontré que mon brise-pierre, en raison de ses puissances cassantes et broyantes, réduit plus vite qu'aucun instrument proposé, la pierre en fragments assez petits pour sortir par la sonde évacuatrice. Il me reste à déterminer le meilleur mode d'évacuation des graviers.

Comparaison des injections évacuatrices et de l'aspiration. — Si maintenant à l'aspiration nous comparons la vieille méthode d'évacuation des graviers au moyen des injections dans la sonde évacuatrice, méthode que j'ai toujours employée, nous voyons que lorsque la vessie se contracte bien, elle est, de beaucoup, plus rapide dans son effet que l'aspiration. La sonde introduite dans la vessie, il y a d'abord évacuation immédiate du liquide contenu, chargé des poussières de la pierre et de graviers. Presque toujours, le liquide dans lequel a été fait le broiement est tellement chargé de poussière qu'il a l'aspect de boue délayée. Les injections successives entraînent de moins en moins de cette poudre de pierre avec les graviers. Le liquide de l'injection sort bientôt très clair, on voit très bien les graviers dans l'eau. Enfin, rien n'est plus simple que de faire les injections d'eau phéniquée qui, comme je le dis[1], agissent sur les liquides et sur les parois vésicales en modifiant la surface muqueuse, et en cautérisant légèrement les points dont l'épithélium a été enlevé. Je tiens beaucoup à ces injections d'eau phéniquée qui concrètent le mucus vésical, le détachent de la muqueuse en entraînant les poussières et les petits graviers. Ceux-ci sortent alors facilement avec les injections d'eau saturée d'acide borique qui doivent toujours suivre les injections phéniquées.

Jamais une évacuation de graviers par cette méthode ne dure plus de quatre minutes; c'est là la durée la plus

1. *Traité des opérations des voies urinaires*, p. 33 et 536.

longue, même lorsqu'il y a, une ou deux fois, engorgement de la sonde ou de ses yeux.

Ce dernier accident, je l'ai étudié longuement, il y a déjà longtemps, à la page 804 de mon *Traité des opérations*, où j'ai montré comment il était possible de le reconnaître tout de suite.

Lorsqu'on fait l'injection évacuatrice, dès que la seringue quitte le pavillon de la sonde, le liquide injecté dans la vessie en sort à plein jet. La main qui tient la sonde perçoit tout de suite le contact des parois vésicales et celui des graviers avec la sonde. Lorsque la sonde ou les yeux sont engorgés, le liquide ne sort pas à plein jet; ce n'est qu'un filet d'eau moins gros que le calibre de la sonde, qui s'arrête bientôt, avant que la vessie soit vide, ou bien il ne sort pas de liquide. Les graviers qui occupent la sonde ou ses yeux laissent entrer l'eau dans la vessie, mais poussés vers le calibre de la sonde au moment de l'évacuation, ils la bouchent, ils font clapet. Alors le sujet, s'il n'est pas endormi, éprouve l'envie violente d'uriner due à la surdistension vésicale. Tout cela est instantané. Il suffit d'introduire le mandrin de Leroy d'Étiolles, qui repousse les graviers arrêtés dans la sonde, ou qui casse ceux qui sont fixés dans les yeux, pour voir immédiatement, dès que la sonde est rendue ainsi libre, l'évacuation des graviers se refaire facilement.

Il ne faut pas oublier que la sonde évacuatrice a deux grands yeux, un de chaque côté, à des niveaux différents quoique un peu vis-à-vis l'un de l'autre par leurs extrémités. Il peut se faire qu'un gravier se fixe dans l'œil le plus éloigné, celui le plus près du pavillon étant libre. Dans ce cas, la sortie du liquide d'injection se fait à plein jet, entraînant des graviers. La présence des graviers dans l'œil le plus près du bec reste inconnue jusqu'au moment où l'on veut retirer la sonde. Pour éviter de blesser l'urèthre, on doit toujours, quand on retire la sonde, bien observer si elle est arrêtée contre le col. Au moindre arrêt, on repousse la sonde dans la vessie, on y injecte de l'eau, et l'on se sert du mandrin qui casse le gravier et débarrasse l'œil de la sonde. On doit alors refaire des injections pour évacuer les morceaux de ce gravier tombés dans la vessie.

Enfin, pour retirer la sonde, on peut, ou bien y mettre le mandrin, ainsi on est certain que l'urèthre ne sera pas blessé par un gravier fixé dans les yeux; ou bien, ce que je fais toujours depuis dix ans, même lorsque l'évacuation d'eau, ou dernière injection, se fait bien à pleine sonde, je retire celle-ci en y poussant une injection à grande eau qui, sortant par les yeux, se répand dans l'urèthre et en sort par-dessus et derrière la sonde.

C'est la manœuvre d'extraction des graviers fixés dans l'œil de la sonde que j'ai décrite en 1871.

Avec les injections évacuatrices faites dans la sonde, on est toujours en sécurité. Grâce au mandrin de Leroy d'Étiolles on peut toujours débarrasser la sonde ou les yeux des graviers qui s'y arrêtent. L'évacuation n'est donc jamais interrompue qu'un instant très court, et encore pendant ce moment on fragmente un gravier trop gros pour sortir, ce qui est autant de fait. Enfin, en retirant toujours la sonde munie de son mandrin, on est certain que l'urèthre ne sera jamais blessé par un gravier fixé dans ses yeux.

Il y a un autre avantage que je considère comme très important, c'est que les poussières sont évacuées complètement par les injections qui sortent de la vessie pour ne plus y rentrer.

Voyons maintenant comment fonctionne l'aspiration lorsque la vessie se contracte bien. L'appareil étant en place, la sonde dans la vessie, le liquide contenu dans la poire ou le corps de pompe est poussé dans la vessie, puis aspiré dans l'appareil. C'est toujours le même liquide qui agit, chargé de poussière de pierre, il va et vient de l'appareil aspirateur à la vessie et de la vessie à l'appareil. Les graviers seuls tombent en raison de leur poids dans le réservoir en verre.

Si la vessie s'irrite, se contracte, elle ne peut chasser le liquide qu'elle contient dans la sonde, car le liquide ne peut y entrer qu'au moment de l'aspiration. Alors cette eau chargée de poussière de pierre est chassée par-dessus la sonde dans l'urèthre, où forcément les particules calcaires s'arrêtent sur la muqueuse. Il est impossible que cela ne soit pas une cause d'irritation de l'urèthre. Avec les injections dans la sonde évacuatrice, cela est absolument évité.

Si la sonde s'engorge, si un gravier se fixe dans son œil, l'aspiration devient pénible, lente ou même s'arrête, la poire reste à son degré de compression, ou ne se dilate que très lentement. Comment débarrasser la sonde? La poire étant pleine du liquide lentement aspiré, ou remplie par du liquide versé dans son entonnoir (appareil Thompson), on fait ce que conseille Thompson, on comprime énergiquement et brusquement la poire pour produire dans la sonde un flot violent de liquide, qui peut repousser les graviers dans la vessie. On peut réussir à chasser les graviers; mais ce flot de liquide brusque dans la vessie agit forcément en en provoquant la contraction. De plus, ces graviers trop gros pour passer par la sonde, aux aspirations suivantes peuvent revenir, et je dirai presque vont revenir sûrement engorger à nouveau la sonde, ainsi que je l'ai observé, et le même accident va se reproduire.

Si l'on démonte l'appareil pour débarrasser la sonde, il faut : ou bien revenir au mandrin, mais ici le mandrin en baleine, seul est possible, il ne peut que repousser les graviers dans la vessie : en refaisant l'évacuation, ces mêmes graviers peuvent revenir engorger la sonde comme dans le cas précédent et de nouveau il faut la débarrasser; ou bien en retirant la sonde il faut y faire une injection à grande eau qui éloigne les parois de l'urèthre du gravier qui est dans l'œil. Mais ici, même par cette dernière manœuvre, on n'est pas certain de ne pas blesser l'urèthre, car dès que le gravier arrête la sortie de la sonde en touchant le canal, on n'a pas la possibilité de le casser sur place avec le mandrin de Leroy d'Étiolles. Il est donc préférable de repousser les graviers dans la vessie avec le mandrin en baleine.

Ainsi avec l'aspiration, lorsque la vessie se contractant bien, on laisse les poussières dans la vessie, on est exposé à les engager et à les laisser dans l'urèthre. De plus, dès que tous les graviers contenus dans la vessie ne sont pas assez petits pour sortir par la sonde, on est exposé à l'engorgement de la sonde, qui se reproduit; car on ne peut guère que repousser les graviers dans la vessie sans les diminuer de volume, et ils se réengagent facilement.

Avec les injections par la sonde, quand un gravier s'engage et se fixe dans les yeux, on le casse entre le mandrin métallique et le bord de l'œil de la sonde qu'il occupe; la portion de gravier qui était dans la sonde est repoussée dans le bec au delà des yeux, la portion qui était saillante en dehors de l'œil tombe dans la vessie. En continuant les injections évacuatrices on évacue les morceaux de ce gravier qui sont toujours assez petits.

Cette comparaison des injections évacuatrices et de l'aspiration, la vessie se contractant bien, démontre que la première de ces méthodes d'évacuation est de beaucoup préférable à la seconde.

Quand la vessie ne se contracte pas ou incomplètement, l'aspiration se fait exactement comme s'il s'agissait d'aspirer des graviers contenus dans un vase inerte. C'est le cas qui correspond bien à l'expérience que M. Bigelow fait dans son vase en verre. Si par un broiement complet, facilement prolongé ici, la vessie étant indolente, on réduit complètement la pierre en fragments tous assez petits pour passer par la sonde de l'évacuateur, alors on agit exactement comme le fait M. Bigelow. J'ai plusieurs fois vidé des vessies indolentes, des graviers résultats de la lithotritie, avec l'appareil de Clover modifié (sonde de Nélaton et corps de pompe en métal) (fig. 22). Dernièrement j'ai obtenu le même résultat avec l'appareil de Thompson.

Tout est simple. Il suffit de ne pas surdistendre la vessie, car si elle se contractait encore, elle chasserait du liquide par-dessus la sonde, et si elle ne se contractait pas, on irriterait inutilement le tissu de ses parois, ce qui peut provoquer une cystite grave consécutive.

C'est dans le but d'éviter cet accident que dans mon

Traité des opérations des voies urinaires, j'ai dit, page 507 : « La capacité de la vessie étant connue, on y injecte une quantité de liquide telle qu'on peut en injecter en plus 100 à 150 grammes sans provoquer la distension des parois. » La quantité de 100 à 150 grammes est trop grande, on peut dire 40 à 60 grammes, car le volume du liquide déplacé de l'appareil à la vessie et de la vessie à l'appareil, pour faire l'aspiration, ne dépasse pas cela.

Ici on n'est arrêté que par l'engorgement de la sonde par les graviers qui s'arrêtent dans sa continuité ou dans ses yeux. Le mandrin en baleine les repousse dans la vessie.

Pour éviter le milieu liquide chargé des poussières de la pierre, avant de faire l'aspiration, par une grosse sonde en gomme je fais des injections d'eau dans la vessie que j'évacue immédiatement ; j'entraîne ainsi au dehors le plus de poussière possible.

Enfin, avec cette sonde en gomme, après les manœuvres d'évacuation, je ne manque jamais de faire les injections d'eau phéniquée suivies d'injection d'eau tiède boriquée.

Tous les instruments dont je me sers et dont je viens de décrire les manœuvres ont un diamètre ordinaire, ne dépassant pas le calibre 27 de la filière Charrière, c'est-à-dire 9 millimètres de diamètre. Ce sont là les plus volumineux, et le plus souvent j'emploie ceux d'un diamètre inférieur. En cela je suis tout à fait de l'avis de Civiale qui dit : « Les lithoclastes trop volumineux distendent démesurément l'urèthre et le col vésical. Les difficultés qui se présentent dans ce cas, sont analogues à celles qu'on observe à la suite des tentatives imprudentes et des violences exercées sur le col vésical et qui produisent une sorte de contraction dans cette partie. On en a vu des exemples que j'ai fait connaître[1]. »

Actuellement la plupart des chirurgiens acceptent cette opinion.

Mon brise-pierre, en raison de sa puissance cassante et broyante, tout en ayant un volume relativement petit, satisfait pleinement à cette indication. En produisant des fragments petits, il rend très suffisantes les sondes évacuatrices nº 25 ou 26.

Soins préparatoires. — Dans mon traité des opérations des voies urinaires j'ai décrit longuement les soins préparatoires et consécutifs à la lithotritie. Je ne veux pas ici entrer dans tous les détails qu'ils comportent, ce serait reproduire ce que j'ai déjà dit. Il me suffit de rappeler que l'urèthre doit laisser passer les instruments, sans les serrer en aucun point, que le chirurgien doit avoir l'urèthre de son malade dans la main, il doit savoir franchir sans tâtonnements les obstacles qui existent : comme les déviations dues à la prostate, les diminutions de souplesse localisées en un point de la portion pénienne, etc., etc. De là l'examen antérieur attentif du canal, qui se fait lorsqu'on en diminue la sensibilité par le passage des sondes en gomme et en métal de toutes formes. De là aussi les opérations préparatoires destinées à faire disparaître les points étroits. Ainsi le débridement du méat que tous les chirurgiens ont pratiqué. Civiale dès longtemps a proposé un petit lithotome à lame cachée pour faire cette opération. Je la fais avec

1. *La Lithotritie et la taille* (Civiale). 1870, p. 219.

des ciseaux dont j'introduis une lame dans l'urèthre jusqu'au point voulu, en appliquant son tranchant sur le raphé médian qui fait suite à la commissure inférieure du méat. Pour que le tranchant soit bien contre le raphé, avec le pouce et l'index de la main gauche j'attire latéralement les deux faces latérales du gland, le tranchant se loge ainsi dans le sillon du raphé, et je coupe d'un seul coup. Quand le raphé est bien longitudinal et médian, la section est faite complètement dans son tissu fibreux, à peine s'il y a du sang. Lorsque, à la commissure

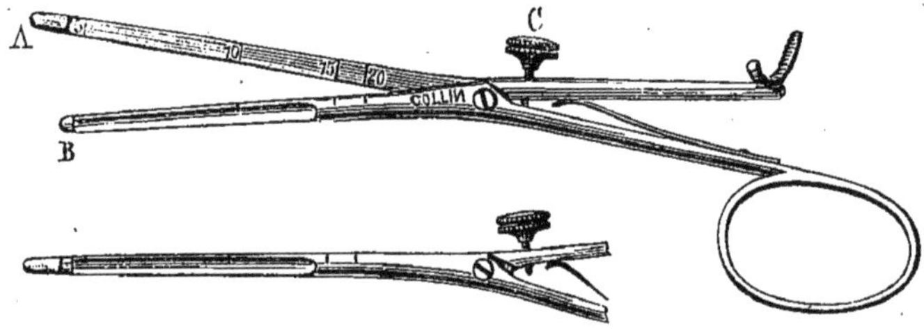

Fig. 28. — Petit lithotome à lame tranchante boutonnée B. — C, vis limitant le degré d'écartement de la lame. — Sur la tige A sont les chiffres indiquant l'écartement de la lame.
L'instrument fermé, les deux lames sont l'une contre l'autre et le tranchant est masqué.

de cette incision faite jusqu'à la base du gland, il reste une saillie interne diminuant encore le calibre de l'urèthre. Lorsque la paroi inférieure de l'urèthre ne se termine pas brusquement à l'incision, qu'elle se relève encore vers la cavité de l'urèthre, je coupe ce bec avec un instrument de Civiale ainsi modifié. L'extrémité de la lame tranchante est mousse (fig. 28). Le dos du petit lithotome appliqué contre la paroi supérieure de l'urèthre, la lame étant ouverte avec un écartement déterminé, j'attire l'instrument directement au dehors. L'extrémité mousse de la lame suit la paroi inférieure du canal et ne coupe que ce qui fait saillie au dessus d'elle, c'est-à-dire la saillie qui existe en arrière de la commissure de l'incision faite avec les ciseaux. Du reste le plus souvent l'incision faite avec les ciseaux suffit.

Je limite l'application du lithotome à cette petite incision complémentaire. Quand on débride complètement avec le petit lithotome de Civiale, il est presque impossible de faire l'incision exactement dans le raphé fibreux. Tandis qu'avec les ciseaux, en s'y prenant comme je viens de le dire, l'incision est exactement dans le raphé, toutes les fois que celui-ci est longitudinal et médian, et lorsqu'il est dévié de côté en un point, l'incision ne porte sur le tissu spongieux qu'en ce point-là.

De même on rétablira le calibre de l'urèthre en soignant le rétrécissement qui pourra exister.

J'ai toujours fait la lithotritie la vessie contenant une certaine quantité de liquide. — J'ai toujours considéré comme absolument indispensable, à la sécurité des manœuvres de préhension et de broiement, une dilatation de la cavité vésicale suffisante pour permettre la mobilité de la pierre ou des graviers dans la vessie. Il y a peu de temps encore, beaucoup ne considéraient pas ces conditions de la vessie comme nécessaires. Cependant il suffit d'avoir introduit un brise-pierre dans une vessie vide de liquide, contenant des pierres, surtout des petites, pour s'assurer que ces pierres peuvent rester à l'abri du contact des sondes ou du brise-pierre dans un repli de la muqueuse, ou dans une loge vésicale, repli et loges qui disparaissent complètement ou en très grande partie, la vessie étant dilatée.

Il faut que la vessie puisse recevoir et garder de 80 à 150 grammes d'eau.

Il est bien rare qu'on ne puisse pas obtenir ce résultat dans les cas de pierre ordinaire, d'un diamètre de 2 à 3 centimètres. Pour cela il faut tenir le malade couché horizontalement sur le dos et lui imposer d'uriner dans cette position.

Il faut aussi que le rectum soit constamment vide. A cet effet on donne au malade couché, matin et soir, un grand lavement d'eau tiède, d'un litre au moins, avec ma longue canule en gomme introduite d'au moins 12 centimètres dans le rectum. On doit faire arriver l'eau tiède très doucement dans l'intestin.

Souvent j'ai obtenu un bon résultat sédatif de la vessie en portant haut dans le rectum, une heure après l'évacuation du grand lavement d'eau tiède, un petit lavement composé d'une émulsion de 100 grammes d'eau avec un jaune d'œuf, contenant $1^{gr},50$ à 2 grammes de chloral, ou 2 grammes de bromure de potassium ou quelques gouttes de laudanum.

Dans la pratique de la lithotritie, j'ai souvent remarqué qu'après la première séance la vessie se dilatait de suite beaucoup plus. La pierre ou les pierres qui tombaient facilement sur le col, même le malade étant couché et urinant dans cette position, après la première séance, leurs fragments moins mobiles en raison de leurs faces planes de section, ne tombent pas sur le col à chaque miction ; la vessie n'est plus incitée violemment à se contracter par l'irritation de son col et se laisse alors dilater.

Plusieurs fois avant de me décider à la taille, j'ai

concassé la pierre par une séance courte, et j'ai vu la sédation vésicale se produire, assez pour permettre facilement la lithotritie.

Tous ces soins doivent être accompagnés d'injections d'eau phéniquée au millième, entre deux injections d'eau boriquée tiède. Par elles on jugera la sensibilité de la vessie, on en modifiera les parois, et on évacuera les liquides irritants qu'elle peut contenir.

Seulement ici il y a une règle absolue : il faut toujours laisser dans la vessie de l'eau boriquée tiède, pour éviter la contraction de la vessie sur la pierre.

Dans mon étude sur la miction et les spasmes de l'urèthre, j'insiste sur la miction incomplète, sur la stagnation d'urine, chez les sujets qui urinent étant couchés. Chez le calculeux qui urine dans cette position, ce même fait se produit, alors les conditions pour la lithotritie sont très bonnes. Le calme vésical est complet.

Soins consécutifs. — Toujours, aussitôt l'opération, j'ai maintenu le malade au lit, chaudement enveloppé dans une couverture de laine. Et, immédiatement, je lui donne de la tisane de bourrache très chaude, je cherche à maintenir le malade pendant trois ou quatre heures dans une bonne moiteur, sans transpiration abondante. Je mets un grand cataplasme léger sur l'hypogastre.

Comme je l'ai dit je n'évacue pas la dernière injection d'eau tiède qui doit rester dans la vessie.

Le rectum est maintenu vide, par les grands lavements matin et soir, et le malade reste couché et urine dans cette position jusqu'à ce qu'il n'y ait plus de graviers dans la vessie.

Il faut faire des injections vésicales, après la lithotritie, toujours avec la lenteur et la douceur la plus grande. Elles servent à nettoyer la vessie. S'il ne reste plus de graviers, elles évacuent les mucosités qui peuvent se produire. S'il reste des graviers ou des poussières, l'eau phéniquée au millième concrète les mucosités chargées de poussières ou de petits graviers, les détache des parois vésicales et les entraîne au dehors.

Ces injections bien faites soulagent toujours le malade, et lorsque je suis obligé de faire plusieurs séances, entre chacune d'elles, dès qu'il y a des mucosités dans l'urine, ou de l'excitation vésicale, je passe une sonde coudée en gomme et je fais les trois injections : 1° eau boriquée tiède; 2° eau phéniquée; 3° eau boriquée tiède, en laissant du liquide dans la vessie.

Je ne me rappelle pas avoir fait une opération dans la vessie sans y avoir injecté de l'eau phéniquée. C'est dire que j'ai toujours été préoccupé de combattre les causes de l'intoxication urineuse.

C'est certainement à cela, que j'ai dû d'éviter des accidents. Je crois que l'injection phéniquée bien faite suffit, mais pour être plus à l'abri des accidents d'intoxication, depuis plus d'un an je me sers d'une solution d'acide borique concentré (35 gr. pour 1000), tiède, comme d'eau tiède, dans toutes les injections que je fais dans la vessie avant, pendant et après la lithotritie; mais sans abandonner mon eau phéniquée au millième, qui agit si bien sur le contenu de la vessie et sur les points de ses parois qui ont put être dénudés d'épithélium.

Avec les moyens opératoires que je viens de décrire, mon appareil, mon brise-pierre et la sonde évacuatrice (lorsque la vessie se contracte), les résultats de la séance de lithotritie sont toujours très considérables. Bien des fois il m'est arrivé, sans chloroforme, en faisant la courte séance de broiement, de deux minutes et demie à quatre minutes, de broyer complètement une pierre de deux centimètres à deux centimètres et demi de diamètre, et d'en faire de suite l'évacuation complète par la sonde.

Cette rapidité du broiement est des plus simples avec mes instruments.

En 1878, mon maître M. Maisonneuve m'adressa un vieillard, obèse, atteint de catharre bronchique chronique, avec emphysème pulmonaire. Il avait dans la vessie une pierre d'urate très dure, de deux centimètres de diamètre.

En faisant l'examen avec mon appareil et mon petit brise-pierre explorateur, je fus obligé d'incliner beaucoup le tronc en arrière pour prendre la pierre. Quoique le malade restât à peine une minute dans cette inclinaison, immédiatement il fut pris d'étouffements violents, avec toux incessante et congestion céphalique intense. Les yeux étaient devenus rouges et saillants. Cet accès de suffocation dura plus de cinq minutes à son degré d'acuité, le malade étant relevé.

En raison de l'âge, de la nature générale des tissus du sujet et du volume de la pierre, je proposai à M. Maisonneuve de préparer localement les voies urinaires en passant des sondes en gomme et en faisant des injections dans la vessie pour en atténuer les spasmes qui étaient énergiques, et de faire la lithotritie.

L'état des voies respiratoires et les troubles de la circulation qui en résultaient ne permettaient pas de penser à donner du chloroforme.

Lorsque je jugeai l'état de l'urèthre et celui de la vessie bons, devant M. Maisonneuve, je fis la lithotritie. Le malade ne resta pas plus de deux minutes sur mon appareil; pendant ce temps avec mon brise-pierre à pignon, je fis le broiement. Immédiatement après, le malade mis sur un plan fixe horizontal (une planche), j'introduisis la sonde évacuatrice, et il a suffi de faire quatre injections pour évacuer tous les graviers.

L'anxiété respiratoire consécutive dura plus d'une heure. Le malade que je revois deux fois par an va très bien.

Certainement avec aucun des instruments proposés pour faire la lithotritie je n'aurais pu faire cette opération aussi vite.

Ce fait prouve d'une façon absolue la possibilité de faire très vite, de broyer beaucoup en peu de temps.

Dans les cas ordinaires, où l'état général du sujet laisse toute sécurité, où la vessie et l'urèthre sont calmes, broyer et évacuer (la vessie se contractant bien) une pierre de deux à deux centimètres et demi de diamètre, en une seule séance de quatre minutes, est donc une opération possible.

Il faudrait une pierre bien volumineuse pour qu'elle nécessitât le broiement pendant une heure avec mon brise-pierre. Depuis que j'ai mes instruments (1872), je n'ai jamais fait plus de cinq séances de broiement pour les pierres les plus grosses que j'ai lithotritiées. Jamais, jusqu'à il y a deux ans, je n'ai broyé pendant plus de quatre minutes. Et, en disant quatre minutes, d'après mes notes, je donne le temps le plus long; car, le plus souvent, je n'ai broyé que pendant deux minutes et demie à trois minutes. Ainsi, au maximum, ayant fait cinq séances, j'ai mis vingt minutes pour réduire en morceaux, tous assez petits pour sortir, des pierres dont les débris secs assez gros pour être recueillis, pèsent jusqu'à 35 grammes.

C'est là un progrès énorme sur ce qui se faisait avec les brise-pierre à mors plats, avec ou sans évacuation artificielle des graviers. Là où je mettais cinq séances, on en mettait quinze et plus.

Des longues séances. — Ce que je viens de dire montre qu'avec mes instruments, on n'a pas besoin de faire des séances durant plus d'une heure pour briser les pierres. Mais, quoique ayant à ma disposition un appareil instrumental des plus puissants, je reste encore très porté à ne pas faire de trop longues manœuvres dans la vessie.

Pour peu qu'on ait pratiqué la lithotritie, on reconnaît vite une très grande variété dans la susceptibilité des voies urinaires des sujets à opérer. Les uns, doués d'un état général très bon, et d'une nature calme, confiante, peu émotive, ayant les voies urinaires peu excitées, subissent les manœuvres de la lithotritie sans qu'il se produise la moindre excitation vésico-uréthrale. Chez eux, la pusillanimité, la crainte, causes réflexes si fréquentes de l'excitation vésico-uréthrale, n'existent pas. Mais ces sujets si calmes d'emblée sont rares. Le plus souvent, c'est par la préparation locale habilement conduite qu'on arrive à obtenir, chez le calculeux à opérer, cet état de quiétude. Civiale dans sa longue étude des soins préparatoires à la lithotritie attache avec raison une grande importance à l'état moral du sujet. Nous nous sommes étendu sur cette question, dans notre traité des opérations des voies urinaires, au chapitre du cathétérisme, et dans celui que nous avons consacré à la lithotritie.

Il est certain que chez ces malades, rares du reste, qui ont ce calme absolu, la séance de lithotritie peut être plus prolongée que chez les sujets irritables.

Mais l'état moral plus ou moins impressionnable n'est pas la seule cause d'excitation vésico-uréthrale chez les calculeux. Il y a toutes celles dues aux corps étrangers dans la vessie, à l'état des urines, à l'état des reins, à l'état du rectum, etc., aux troubles généraux gastro-intestinaux, fébriles, etc... Je ne puis ici revenir sur tous ces points que j'ai déjà traités. C'est contre toutes ces causes d'excitation de la vessie que sont dirigés tous les soins préparatoires à la lithotritie.

A côté de ces vessies surexcitées qu'il faut préparer à l'opération, il y a celles qui restent atones, tout en contenant des pierres. Elles se dilatent bien, mais la miction n'est possible qu'avec la sonde. Entre ces deux extrêmes, il y a tous les intermédiaires. L'insensibilité des parois de la vessie, je pourrais dire l'état de paralysie des fibres musculaires de la vessie, rend d'autant plus possibles les longues séances. Tant que les parois vésicales conservent une certaine tonicité, qu'elles ne sont pas tout à fait flasques comme un bonnet de coton, les manœuvres de la lithotritie sont possibles. La gêne dans ces cas est due à la trop grande dilatation de l'organe, qui permet plus facilement aux pierres ou aux fragments de rester éloignés du brise-pierre.

Du chloroforme dans la lithotritie. — La séance de lithotritie prolongée au delà de ce que nous ont enseigné les maîtres français, sans chloroforme, n'est possible que lorsque la vessie est calme, quoique pouvant se contracter, ou atone. Dans les autres cas, de beaucoup les plus nombreux, après quatre à cinq minutes de broiement, la vessie se contracte, chasse le liquide par-dessus l'instrument, et bientôt l'opérateur ne peut plus incliner le bec du brise-pierre à droite ou à gauche, sans toucher de suite les parois vésicales; il peut encore l'ouvrir, mais d'autant moins que la contraction vésicale est plus violente. En tous cas, continuer à vouloir saisir les fragments, et les broyer dans ces conditions, est très dangereux.

Pour arriver à faire les longues séances dans ces cas, il faut obtenir la cessation complète des contractions de la vessie.

En raison de la nature des manœuvres de cette opération, faites avec un long instrument rigide occupant l'urèthre et saillant dans la vessie; en raison des manœuvres de préhension à exécuter avec ce bras de levier si long dans les mains de l'opérateur, l'anesthésie doit être complète, la résolution générale doit être absolue. C'est là une première difficulté que l'on surmonte en donnant le chloroforme à dose massive, comme le faisait Chassaignac. Ou bien, et je me rallie complètement à ce procédé : je donne, comme le conseille le Dr Forné, une heure avant l'opération, une dose de 1^gr^,50 à 3 grammes de chloral à l'intérieur, suffisante pour endormir le malade. Au moment de l'opération, il suffit de faire respirer une très petite quantité de chloroforme pour obtenir d'emblée la résolution, sans avoir de période d'excitation.

Par ce procédé, la résolution est maintenue pendant

tout le temps de l'opération en faisant respirer relativement très peu de chloroforme. Et je n'ai plus observé de ces mouvements brusques du sujet anesthésié au moment où on le croit en pleine résolution, mouvements si dangereux dans la lithotritie. Il y a encore un avantage à l'emploi de ce mode d'anesthésie dans la lithotritie. L'opération faite, les injections évacuatrices terminées, quand la vessie est restée calme pendant toutes les manœuvres et qu'on a soin de la laisser à moitié dilatée par une quantité suffisante de la solution d'acide borique tiède, le malade continue à dormir, et n'est pas immédiatement incité à uriner. A son réveil, urinant étant couché une notable quantité de liquide la première fois, la douleur est faible et l'excitation vésicale consécutive en est d'autant amoindrie.

Tout se passe ainsi sans difficulté, quand les causes d'irritation du col et des parois vésicales ne persistent pas même pendant l'anesthésie. Mais si la sensibilité organique du col et de la vessie persiste, le col se contracture au contact des instruments métalliques, et si malgré cela, on le franchit, la vessie ne se laisse pas distendre, elle se vide. Tout se passe exactement comme je l'ai démontré dans mes *Leçons sur les maladies des voies urinaires* (p. 131 et suivantes).

Il m'est arrivé dernièrement de faire la taille sur un sujet jeune, vingt-neuf ans, bien constitué, la prostate présentait des indurations. Le chloroforme a été donné le sujet étant sous l'action du chloral. La résolution étant complète, j'ai commencé par vouloir introduire mon cathéter cannelé dans la vessie, mais lorsque son bec est arrivé dans la prostate contre le col, celui-ci s'est contracté violemment, rendant impossible le passage de l'instrument. En même temps que cette contraction du col vésical il y avait un mouvement brusque général du tronc et des membres du sujet.

A chaque tentative pour entrer dans la vessie, ces mêmes phénomènes se sont reproduits. Uue sonde en gomme coudée entrait facilement. J'ai craint un moment être obligé de faire la taille ayant cette sonde en gomme comme conducteur, ainsi que cela m'est arrivé dans le fait[1] que j'ai publié dans ma leçon sur les spasmes de l'urèthre et de la vessie.

Mais à la dernière tentative, étant encore arrêté par le col, avec le doigt indicateur de la main gauche engagé dans le rectum, je portai le bec de mon cathéter contre la paroi supérieure de l'urèthre, et j'entrai dans la vessie qui immédiatement se contracta violemment en se vidant par-dessus l'instrument.

En dehors de ces cas de persistance active de la sensibilité organique du col et des parois vésicales, qui rendent les manœuvres de la lithotritie impossibles, l'anesthésie générale facilite sûrement l'opération, permet de prolonger au delà de trois à quatre minutes le broiement, ne gêne en rien l'évacuation par la sonde, la contraction des parois de la vessie étant provoquée par le liquide tiède injecté comme dans l'état de veille.

En prolongeant au delà de quatre minutes jusqu'à dix ou quinze minutes le broiement, avec mon brise-pierre à pignon, et le malade étant sur mon appareil, j'arrive à un résultat très considérable, en raison de la facilité de pré-

1. *Loc. cit.*, p. 141.

hension des fragments, et de la puissance broyante de l'instrument. Il faudrait avoir affaire à des calculs d'un volume exceptionnel et par cela réclamant la taille pour ne pas pouvoir les broyer complètement en un temps aussi long ; la vessie ne se contractant et ne se vidant pas pendant les manœuvres. Mais même pendant l'anesthésie il faut compter avec l'excitation vésicale qui peut se produire. Brusquement, la vessie se vide, et malgré toutes les précautions de douceur pour faire garder du liquide à nouveau on ne peut pas toujours y parvenir.

Enfin, dans ces séances si longues, l'irritation vésicale qui en résulte peut être facilement la cause de réactions du côté des reins.

Malgré les derniers travaux très bien faits sur les affections chirurgicales des reins, il est bien difficile de dire à l'avance, dans beaucoup de cas, s'il y a oui ou non commencement de lésion des reins, avant de faire une opération de lithotritie. C'est là un fait qui doit être présent à l'esprit de l'opérateur.

Malheureusement le chloroforme ne suspend pas l'action réflexe de l'irritation uréthro-vésicale sur les reins. Pas plus qu'il ne met à l'abri de l'intoxication urineuse contre laquelle il faut employer les injections d'eau phéniquée que j'ai toujours faites. Mais il permet de prolonger la séance de lithotritie quand la sensibilité organique de la vessie et de son col ne persistent pas pendant la résolution anesthésique.

En tous cas, dès que l'excitation vésicale se produit pendant l'opération, malgré l'état de résolution complète du sujet, je crois qu'il est bon de ne pas continuer à broyer même après un repos de vingt minutes.

Pour conclure, je dirai : En se servant de mes instruments, l'appareil pour la lithotritie, le brise-pierre à pignon, il est possible de broyer en un temps court les pierres de deux centimètres à deux centimètres et demi de diamètre et ce sont les plus fréquentes.

Il est très possible d'évacuer toujours la totalité des fragments par la sonde évacuatrice quand la vessie se contracte bien.

L'aspiration n'est réellement utile que lorsque la vessie ne se contracte pas, ou ne se contracte qu'incomplètement pour se vider par la sonde évacuatrice.

Enfin, le chloroforme, quand la sensibilité organique du col et du corps vésical ne persiste pas pendant la résolution complète, est utile en supprimant toutes les causes réflexes d'excitation vésicale due à la crainte préventive, à la pusillanimité, aux efforts involontaires de l'opéré et à la douleur.

FIN

PARIS. — IMPRIMERIE ÉMILE MARTINET, RUE MIGNON, 2.

TRAVAUX DE L'AUTEUR

De l'uréthrotomie interne. — 1865.

Irrigation de l'urèthre et de la vessie. Brochure. — 1866.

Traité des opérations des voies urinaires. 1 vol. in-8° de 820 pages. 191 figures dans le texte. (*Ouvrage couronné par l'Académie de médecine.*) — 1871.

Sur la lithotritie, à propos du brise-pierre et de l'appareil pour la lithotritie de l'auteur. Brochure. — 1872.

Calcul vésical; contracture de la vessie sur la pierre; action comparée des courants électriques continus et de l'anesthésie chloroformique sur cette contracture de la vessie taille médiane. Brochure. — 1872.

Uréthrotomie externe sans conducteur. Brochure. — 1873.

Moyens propres à détacher les concrétions calcaires adhérentes aux parois de la vessie. Brochure. — 1873.

Oblitération du canal éjaculateur gauche. Colique spermatique. Brochure. — 1874.

Dilatation brusque de l'urèthre d'une femme âgée, avec chloroforme, pour extraire une pierre volumineuse. Brochure. — 1876.

Faits de phlegmons périvésicaux. Brochure. — 1878.

Hémorrhagies chirurgicales des voies urinaires. Brochure. — 1878.

Leçons sur les maladies des voies urinaires. (MICTION. — SPASMES DE L'URÈTHRE ET DE LA VESSIE. — ACTION DU CHLOROFORME SUR L'URÈTHRE ET LA VESSIE. (*Travail couronné par l'Académie des sciences.* Prix Godard, 1878).

Lithotritie et taille; trois pierres volumineuses; corps fibreux de la prostate. Brochure. — 1879.

Coliques spermatiques. Brochure. — 1880.

PARIS. — IMPRIMERIE ÉMILE MARTINET, RUE MIGNON, 2.

www.ingramcontent.com/pod-product-compliance
Ingram Content Group UK Ltd.
Pitfield, Milton Keynes, MK11 3LW, UK
UKHW021109290826
14628UKWH00014B/1546

9 782014 096699